U0066805

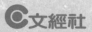

C 文經社

文經社

©文經社

文經家庭文庫 103

淨化血液保健康

安心醫療小組

COSMAX
PUBLISHING Co.
Since 1981

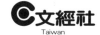
文經社
Taiwan

自己的命 自己救

我是一個心臟科醫師，在我眼中，心臟就像是汽車的引擎一樣，是整個動力的來源，當它發生問題以後，嚴重者立刻就會有生命的危險，甚至捱不到醫院的急診室；較輕者在生活品質以及體能活動各方面，都會受到相當程度的限制。而血液就好像汽油一般，當汽油品質有問題時，常常會損害引擎。令人遺憾的是，許多人對於汽車保養的常識，遠較保養自己身體的常識還要豐富。

我的專長是在冠狀動脈心臟病方面，在行醫過程中發現到一個現象，就是心肌梗塞病人的年齡層有越來越年輕化的趨勢。在心臟科病房裡，偶爾就會看到30歲出頭，甚至28、29歲的心肌梗塞病人及在一旁照料的少婦，有時還加上前來探視的稚齡幼兒。

這些心肌梗塞的病人，不論年輕或是年老，如果追蹤一下他們以前的生活習慣，或多或少都可以找到一些造成日後心肌梗塞的蛛絲馬跡──有的人整天菸不離手，有的人膽固醇奇高，有的人根本不運動……等等。有時候我們看到病人家屬焦急緊張的模樣，忍不住會想：要是這個病人不抽菸，要是這個病人早就能控制飲食，要是……，那麼，這個病人的一生，還

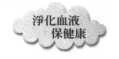

有他家人小孩的一生，說不定都會完全不一樣了。

　　「預防重於治療」，雖然這是老生常談，畢竟還是有道理的。許多疾病都具有因果關係，也就是說，早年有什麼壞習慣，以後就跑出什麼病來。在我的門診中，有很大一部分的時間都花在病人的衛教上面，常常因此而拖延了門診的時間，但是我覺得這是值得的，因為對冠狀動脈心臟病而言，最好的治療既不是氣球擴張術，也不是手術治療，更不是藥物治療，而是自一開始就不讓疾病發生，至少也要減少疾病發生的機會。

　　本書提供了許多保養方面的知識，如果能夠照著本書的建議做，相信必能延年益壽——活得更久，也活得更好。

新光醫院內科加護病房主任
暨心臟內科主治醫師

洪惠風

血液濁 百病生

「你的血液比年齡老多了！」——由血液檢查的結果來看，令人震驚的是許多年僅30歲的人，其血液卻已經達到40歲、甚至60歲的狀態。血液變污濁的情形實在不能等閒視之了。

值得提醒的是，類似這樣的「血液污濁」是造成老化的最大原因。也可以說，血液污濁即等於人體老化了！

換言之，個人老化的程度可由血液清楚的反映出來。但眼睛沒有辦法看到血液或血管的狀態，我們一般只能從皮膚皺紋、褐斑或毛髮的變化看到老化的程度。而實際上，在身體看不到的部分——血液和血管中，老化正一步步地逼近……

許多人常說：「最近總是忘這忘那！」或「想不起××的名字」……為這些頭腦老化的現象真是苦惱不已！而這正是「血液污濁」所造成的。

「血液污濁」的結果就是造成恐怖的成人病，如心臟病、腦中風，而且近年來躍居國人死因高位的癌症，其發生的根源也在於「血液污濁」。可見要預防成人病或頭腦老化，首先必須留意「血液」及「血管」才行。

那麼，該如何預防血液的老化呢？

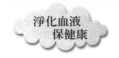
　　現在很流行「吃……會健康」或「每日做……運動」等健康法，這其中有很多其實是對健康有害的。眞正要預防血液老化，不應只執迷於單一的飲食或運動，而應多充實日常生活上的一般知識。

　　本書特將「能救命的新醫學──快讓血液淨化起來」的方法共分六篇敘述，以供各位參考：

　　第一篇：你的血液幾歲？

　　第二篇：淨血保青春

　　第三篇：淨化血液自己來

　　第四篇：心血管疾病輪不到你

　　第五篇：癌症不敢碰你

　　第六篇：腦部年輕化

　　至於自行診斷健康，究竟可憑藉血液檢查的項目檢測出什麼呢？

　　根據血液中物質的量和內容，可察明出老化程度以及疾病的有無。所以，血液檢查的結果應該妥善保存，如發現有異常值或與前次檢查值差距很大，可參考本書所列的各項單元來做判讀。

　　期望本書能有助於各位讀者的健康管理。

安心醫療小組

編者附言

血液淨化與我所看到的「放血」觀念

我的朋友說，這幾天渾身不舒服，要去看中醫師，還要放血，問我要不要也去看一看？這是我第一次聽到「放血」，問他：「為什麼要放血？怎麼放？」

「我的血液污濁，像臭水溝中的水流不動，所以人整天無精打采。把髒血放出來，讓身體再造新血，促進新陳代謝，新血鮮紅、帶氧、清淨，人跟著才能清爽。」

沒見識過，我答應跟著去看看。

我們來到一家中醫診所。晚上9點了，還有7、8人在等候，都是來放血的。我朋友約的另一位朋友，又帶了一位朋友來。

這兩位朋友分別是五星級飯店的主廚。許先生出版過好幾本食譜，在餐飲界很受敬重。他身高175公分，體重90公斤左右，顯然是過重了。

「我天天山珍海味，佳餚美酒，偏偏少運動，」他說：「吃太好了，對身體不好。好吃的東西，難脫各種魚魚肉肉，肉類累積成毒素積在體內，若沒有像垃圾那樣清一清，會變成疾病的。」我的朋友點點頭。我才知道他們相信這種說法，所以相約來「放血」。

我看到有的人先被請出來，醫師要他們面對牆，手扶著牆。護士說：「不要害怕，等一下放血時，只有極少的人會感到頭暈，如

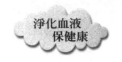

果頭感覺暈，要說出來。手扶著牆壁是怕跌倒，其實沒有人發生過。請放鬆心情和肌肉，放輕鬆，做好了，休息一下，身體很快就會覺得舒服。」她拿出三張展開的報紙，叫每人踏在報紙上，往後鋪開，又在一、二尺處鋪上一疊疊衛生紙。

醫師說：「我在膝窩動脈(膝蓋後方)放血，有點像打針時螞蟻咬了一般，一點點痛而已，忍耐兩秒鐘就好了。」

他在他們的膝窩上看起來浮凸著動脈血管的地方試壓，確定位置，用酒精擦一擦消毒，然後拿著專用的刺針，輕輕一扎，一柱鮮血立刻如小噴泉噴出來，噴得遠遠地，劃成一個拋物線，血一直噴出來，約莫一分鐘，噴的距離由遠而短，再約一分鐘，慢慢地更短，慢慢地不噴了，只由扎口汩汩流出，愈來愈少，最後停了，血凝固了。護士把每個人身上的血漬擦乾淨，每個人都流露出「終於完成」的喜悅。

大家都看著自己和別人的血，有鮮紅的、赭紅、赬紅(淺紅色)、糖紅(紅中帶紫)，到近乎黑紅。鮮紅的血清清淨淨，愈黑的愈稠、愈黏，一眼就可辨出正不正常。每個人眼看著那一灘不同的血液顏色，特別是濃稠血，都了解到這樣不乾淨的血，在體內流動，難怪會百病叢生，身體不舒服了。這次放血經驗，給我留下非常深刻的印象。

關於放血的方式，除了這次所見的膝窩處外，西醫採取在足底五個腳指頭的腳跟處——放血，看起來這也許比在膝窩處安全。不

論採取何種方式，要放血應請中醫師或西醫師執行，且扎針頭用完一次拋棄，以免感染。

　　我也想起90歲的母親住院抽血時的情景。因手臂看不到明顯的動脈血管可下針，找來找去，拍了又拍，才小心翼翼地插入，卻沒插入血管，又重來兩次，這樣抽血困難，抽出來的血又黑又濃，心裡也知道情況很不妙。媽媽就是因高血壓、中風住院，我們非常後悔沒有早一點從血液清淨和血壓上控制好，以致全家陷入長達六年的在家照護，母親與家人都承受好多身體、精神和經濟上的苦楚。

　　正如中醫所說，有清淨的血液，臉色才會好看，皮膚粉紅，頭腦不退化，心臟強而有力，身體才能健康。

　　有人說，台北市長馬英九先生身體一直很好，保持年輕、健康、活力，都要歸功於他愛好運動和飲食得當(他在臺安醫院一場致詞中透露，他一直執行「四無一高飲食法」──即無蛋、無奶、無提煉油、無精緻糖、高纖維蔬菜水果。編者註：「四無一高烹調飲食法」已由臺安醫院和文經社合作出版成『新食煮意』素食食譜一書。之外，還要歸功於馬市長常常捐血，捐血使他青春永駐。

　　當然，捐血有捐血的條件。捐血單位只接納健康的血。捐血前需做身體檢查與血液檢測。少數人血液檢測時，才發現有肝炎帶原、貧血等其他疾病。捐血對血液健康的人來說，除了助人助己，也可讓自己來一次血液健康檢查，站在淨化血液或「放血」的立場，不失為讓血液新陳代謝的好方法。

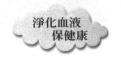

　　大部分人都有上醫院抽血驗血的經驗，你注視自己的血液注入小血瓶中的顏色是否清淨？如果是，恭喜你；如果不是，甚至是暗黑色的，血液可能不清淨。這樣的血要循環到距離心臟最遠處的頭部和腳跟，就不太可能暢通。因此，臉色不好、不漂亮、皺紋多、怕冷、手腳冰冷、感冒、健忘、高血壓、心血管問題等等疾病或症狀，自然會發生。更可怕的是，心血管疾病，如心臟病、中風和癌症等等，也易如獵豹一般，欺身而至。

　　所謂「血液清，百病無；血液濁，百病生」，血液淨化與健康互有因果關係，血液有狀況，健康也會出狀況。值得提醒的是，血液是否清淨在血管中並不容易察覺，也不像別的疾病有明顯症狀或疼痛，甚至西醫過去沒有或極少見有「血液清淨」或「血液污濁」的說法。在檢測上，目前是根據紅血球指標、紅血球沉降速度、白血球數、血小板數、末梢血液像、出血時間與血液凝固時間等等數值來判斷血液的正常與否。還好，近年西醫已從血液檢測發展出一種科學方法，可以從血液的數據算出患病率與猜算一個人的壽命；也就是說，血液健康的人，得病率低，壽命長；反之，血液不健康的人，難逃各種相關疾病的襲擊，當然也充滿健康威脅。

　　請查查自己的血液是否清淨吧！也請從新光醫院心臟內科主治醫師洪惠風醫師提供的方法，算算自己未來5到10年中患病的機率有多少，更希望你趕快讓血液淨化起來，幫助自己成為一個健健康康的人！

CONTENTS

目　次

前言

實際年齡不等於血液年齡

血液的健康程度和人體老化的程度成正比，也和每個人的體質、生活習慣、工作環境等因素有密切關係。因此，有人也許80多歲仍有50、60歲的健康情形，而有些人則是30、40歲看起來就像老頭子一般。

所以，年輕血液，就等於防止老化，是維持健康最佳法門。

何謂老化？

由人類所具有的機能、能力來看，所謂「老化」究竟是指什麼狀態呢？

據美國老年學研究中心的第一所長謝克說：「人類所具有的機能會逐年衰退，一直到大約80多歲，達完全衰竭的年齡。」

謝克是將西歐人（白人）的30歲，當作身體機能百分之百活用的最顛峰狀態，來從事統計。

據該項調查，神經之傳導速度（資訊傳達神經的速度）、基礎代謝率（維持生命所需的最小熱量代謝量）、細胞含水量（包含於細胞內的水量）等，到80歲時會減少約20％。同時，

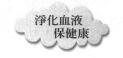

心臟機能、肺機能、腎臟機能等，亦分別各降低約40％、40％
～60％，及50％。

以腎臟為例，機能之所以降低，是因為白天活動的身體無
法形成充分的尿液，致使在夜間休息時才大量形成尿液，所以
夜裡就有頻尿情形。此種傾向逐年明顯，並且男性甚於女性，
其原因迄今未明。

另外，隨著年齡的增加，血壓也會發生變化。

其特徵是，最高（收縮期）血壓隨年齡增長而上升，但最
低（舒張期）血壓則以50歲至60歲為高峰，以後逐漸下降，這
可能與動脈硬化逐漸嚴重有關。不過女性一般自年輕時期起，
血壓即較男性處於較低狀態，但停經後卻顯示約與男性同標
準。

血液中膽固醇的值亦隨著年齡產生變化。

膽固醇值在男性方面以50幾歲為最高峰，爾後則有降低傾
向；至於女性方面，則到停經期的50歲前後始終呈上升傾向。
但其值較一般男性為低，迄停經期以後才超越男性，並且不像
男性有降低傾向，而是一直維持水平狀態。

由於老化所造成的機能低落，尚有以下情況：

其一，身體所具備的防禦能力會減弱。簡言之，即面臨危
險時，瞬間能避開的動作、或阻擋病原體及病菌侵入的白血球
免疫反應會降低。老人因交通事故或傳染病（肺病）等造成的
死亡率較高，原因即在於此。

接著，是恢復力的減弱。消除疲勞的能力一旦降低，對疾病的自然恢復力勢必減弱，這是人人皆有的經驗。

預備力的減退也頗受矚目。所謂預備力，是指運動時或面臨危險時所發揮的最大能力扣掉日常活動所必要的能力，所得的差。如果預備力減退，即使不影響日常生活，但須發揮更大能力時，則無法因應。

另外，適應力也會產生障礙。年輕人能順應環境的變化，可是老化時，對環境的急速轉變，卻難以應付，甚至於無法生存。

血液年齡VS.細胞分裂

由細胞的變化裡，也可窺見老化現象。

50歲、60歲時，細胞數目會顯著減少。細胞數減少後，一切生理功能即降低，動作也顯得遲緩。而且，這種情況是無法恢復的，也是每一種動物的共通性。因此，實際上不能稱其為疾病，它不過是受遺傳和生活環境左右，與壽命類似的一種過程。

佛羅里達大學海佛列克教授會依細胞分裂的變化來判斷所謂的「老化」。在發育階段時，為求維持生命及恢復力，細胞分裂是身體極重要一個功能。

海佛列克曾將不同物種間的細胞分裂現象作過比較，就以胎兒芽細胞為例，被視為長壽典型的龜能進行100次分裂，而

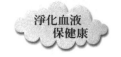

人類的分裂次數僅及其一半。

　　這是從細胞分裂來研究各種動物壽命的方法之一，就理論上來看，愈長壽的動物，其細胞分裂次數愈多。

　　正常細胞的生命是有限的，但癌細胞何以無限呢？

　　動物種屬所具的個別正常細胞，都有其固定的時鐘，並按所約制的時刻維持生命，到某一特定時刻，時鐘自然停止，於是壽命終焉。

　　但癌細胞所具的時鐘可能是時限產生異常，永遠持續下去，因此生命不終止。總之，就理論而言，各物種都有固定的生物時鐘，因而細胞壽命也受限制。

　　由此理論及實證可知，例如以人為例，並非一口氣即可活到80歲，而是按階段性慢慢增長歲數。所以，從微細的世界來看，細胞逐漸減少；換較大的立場來看，各器官組織亦是次第減弱。

　　可見人類隨著年齡的增加，慢慢地，細胞分裂次數會減少，器官功能低落，預備能力、恢復力及防禦反應力都減退，整個身體就緩緩衰弱了。到50、60歲的時候，如果抱著「我還年輕」而逞強活動的話，結果反而會更糟。

　　幸好人體的「老化度」能由血液中正確反映出，雖然隨著年齡的增加會有某種程度的變化，但避免身體的老化超越年齡，所以必須留意血液檢查的結果。

第1篇

你的血液幾歲？

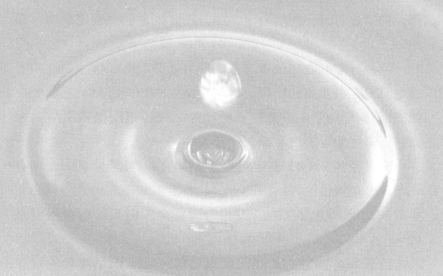

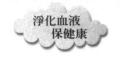

1 如何判斷血液年齡？

青春永駐——自古以來即是人類追求的目標。

可是，人類為什麼一定會變老呢？

很少有人知道其原因即在於「血液污濁」。

為預防老化，除須經常保持健康的體魄外，還得留意血液中各種物質的質和量。

血液中的物質，會隨年齡的增加而慢慢產生變化。其中一部分物質會有減少的傾向，一部分物質則會因殘留過剩而影響生命。

透過一般的血液檢查，我們便可以發現紅血球、血紅素等運送營養至各組織的物質，有明顯減少的傾向；另一方面，以膽固醇為代表的各種脂肪，及有害血液健康的過多肌酸、尿素、氮素尿酸等廢物，卻有殘留傾向。

究其原因，不外是排除這些物質的器官機能降低，亦即老化所致，這種情形大約從四十歲起會變得較顯著。人體解毒和排泄的功能，主要是由肝臟和腎臟負責，但其能力會慢慢減弱。

此外，各器官的功能之所以低落，除了因為年齡的增加外，也可能因為病變難治、有慢性疾病或持續過度疲勞等原因。所以身體一旦有異常感覺時，就應慎重應對，管理行動範圍和飲食生活，然後接受血液檢查。如果檢查結果異常，則宜

避免不足部分流失，同時為求快速淨化不必要的物質，全身應保持安靜，以減輕各器官的負擔至最低程度，切勿以為血液異常均可單純藉運動來改變。

休息（臥床即可）時，熱量的消耗只限於基礎代謝（熱量的最小消耗量），因此各器官不但負擔減輕，並且有助於消除疲勞，並增強處理剩餘物質（廢物）的能力。

例如，僅僅是臥床休息，肝臟就不須向其他器官組織分配多量營養，如果肝臟本身有障礙，當然更可藉此機會休養，以促進其自力恢復。

(1) 血液會預言癌症的發生

在老化的過程中，血液裡會出現一些特殊的物質。

最近的各種檢查方法，能夠檢驗出血液中的微量物質。其中在器官組織裡可發現一些異常物質，一部分為腫瘤Maker（造癌物質），而藉著不同的檢查方法，就可以知道病起於那一個器官。換言之，那裡產生異常，形成似癌細胞的物質，即使不照X光，也可先發現概況。

這些特殊物質，在年輕、健康的時候很少會出現，到年長時，出現頻率就會增加。而且根據統計，更證明它們與重大疾病有關，與老化的程度成正比。

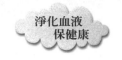

淨化血液
保健康

(2) 壓力對老化的不利影響

在探討血液出現老化現象的時候，當然不能忽視個人體質所造成的微妙差異，但是血液檢查的數值也不應與正常範圍差距過大。

隨著年齡的增加，血液勢必隨著老化，可是只要能維持適當的生活狀態，並不致引發太大的障礙。但若自以為年輕體強，而持續從事激烈活動，則會因為無法快速補充血液，而導致器官（組織）疲勞，繼而出現不適症狀。其結果當然引起不安，以為罹患了惡性疾病而大為苦惱。苦惱越久，壓力便越增。由於壓力所造成的不平衡，使得原來已呈現失調狀態的身體，可能就因此引起嚴重的疾病。

壓力不但會影響精神狀態，同時亦對體內環境影響至鉅。包括全身的器官及細胞，在長期緊張之下，必然會導致虛血（幾乎無血液）狀態，結果，健康的細胞也會成為疲憊至極的細胞集團。如此一來，血流不充分的身體便會感到相當不適。

其實，這正是身體的警訊。此時身體所需要的是充足的休養，如果對此警訊置之不理，反而激烈地運動身體，即使暫時能促進血液循環，使身體感覺舒適，但不久後，即會發現情況反而惡化。

因此到了一定年齡之後，務必了解自己的身體，它不但血流已經漸漸不順暢，而且血液也已進入老化狀態……

(3) 血液中可怕的老化物質

誘發老化或促成老化的物質，會隨著血液輸送至各器官組織中，使得各部位漸漸變脆弱。而過度疲勞或各種疾病又會促使血液中出現大量的老化物質，由於脆弱的器官無法隨時予以淨化，所以勢必會促使原已衰弱的身體更加老化了。

身體過度運動後殘留在各器官中的廢物，通常會隨著環繞全身的血液經由腎臟被過濾。但如果輸出血液的心臟，或作為過濾裝置的腎臟等發生病變，或功能低下時，只要一經過度運動，廢物積存量即超越了處理能力，而需更長的時間才能加以淨化。

(4) 過度運動的陷阱

在此介紹一名80多歲男性的例子。

他的經濟條件非常好，家中設有網球場、高爾夫球場，自少年時代起就經常做這兩項運動。

自65歲起，他常和兒孫或鄰居同伴於午後打網球，在過度流汗後，必定先淋浴再補充水分，並為了補充活力而充分休息。由於能隨心所欲地休息，因此疲倦絕不致殘留至第二天。

總之，他在工作或活動之後，基本上是使各器官和組織獲得充分休息，藉以消除筋肉或器官裡所形成的廢物，然後再配合身體需求，攝取足夠的營養。

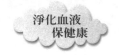
　　這名男性一直到了80多歲才懊惱地表示：「我最近老了，連步履都蹣跚起來了。」

　　近年來，為了維持身體健康，大家競相呼籲多跑步、多運動，但經過一天忙碌之後，身心已疲累至極，還應該再做運動嗎？此種理論實在值得商榷。

　　以一名普通上班族來說，每天早上得擠大眾運輸工具上班，工作又忙得不可開交，夜間甚至得加班或應酬，他的日常生活可說已經「心力交瘁」，到了一定程度的年齡後，此種疲累感勢必更形嚴重。在這種情況下，如果還將運動當作每日的課程，無異對身體造成過多的負擔。

　　所以，正確的做法應該是，經過充分休養後，如果覺得仍有體力，應該做做運動，以避免運動不足。畢竟，充分休息與適度的運動，才是避免血液貯存廢物及異常物質的最重要條件。

　　此處將另舉一名年約50歲、擔任管理工作的男子為例。

　　由於工作關係，這名男子不但白天必須交涉業務，晚上與客戶應酬，一個月還得抽出時間陪客戶打商務高爾夫球。這種生活不但讓他無法消除疲倦感，而且對原本極感興趣的喝酒和高爾夫球運動，也漸漸覺得索然無味，尤其對必須早起的高爾夫球運動，感覺更是一種莫大的壓力。

　　平常，他幾乎沒時間吃早餐，而飯後又經常被濃濃的睡意侵襲。加上每天必須應付的難纏客戶，攸關公司成敗的重大交

涉，以及一大堆無法推卸的應酬，他的疲勞感便與日俱增了。

終於，在最近的血液檢查中發現了異常物質，經過證實發現：他的肝功能亮起了紅燈！

由此可知，身體狀況的惡化，不完全是肇因於年齡。實際上，無法排遣的精神壓力，和長久無法消除的疲勞感，才是生活上造成老化的重要原因。

(5) 為何會白髮、禿頭？

人一到了40、50歲，容貌上必有相當的變化。開始出現皺紋、褐斑、駝背、禿頭、毛髮變白等，這些都是老化的現象。

當你發覺皺紋不會消失，甚至更加明顯時，千萬別只一味想恢復原狀。因為只要仔細檢查一番，你必會發覺發生變化的並不僅是該部分，事實上，全身各處都難逃變化。如白髮或易掉頭髮，都是體內的血液不暢通（血流滯塞）所引起的現象。

亦即這是動脈硬化等血管產生異常，或血液中的廢物增加過多、未予淨化即混入血液中，隨血液循環全身所造成的老化現象。實際上，類似這樣的狀態即可視為老化。

因此，老化的進行並不限於肉眼可見的範圍。污濁的血液亦會導致體內各器官的污染，進而使各器官疲勞。所以即使在健康檢查之際未發現有病態數據，但其運作率已大異於往昔的情況卻時有所聞。因此一有異常感覺，千萬不可掉以輕心。

那麼，到底該如何清除污濁的血液呢？

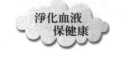

一般來說，只要充分休養即可充分淨化，並恢復身體的原貌，但到達一定年齡之後，即使暫時能使上述症狀獲得改善，卻也無法避免老化。

所以，只要血液檢查的結果發現身體有變化，即須謹慎對待，改善整體生活體系，當然包括重要的飲食生活。

② 十大淨血要件

1. 除非醫師建議，不要魯莽嘗試各式各樣新的食物療法，也不必勉強吃自己不想吃的東西。在民間有人認為「吃什麼補什麼」，或「鹼性食品能鹼化血液」，這都是錯誤的觀念，只會徒增身體的負擔。

2. 仔細思考自己一日的行動，及身體的調適狀況來安排運動的時間及地點，不必限定自己一定得每天運動。

3. 只要是正確的保健方法，就要嚴守自己的原則，不要輕易受他人意見左右，要適度地「我行我素」。

4. 每年需接受健康檢查，以作為自己生活的指針。健康檢查的同時必定作血液檢查，自己便能依血液中各種物質的內容及量，確認老化的程度及有無疾病。血液檢查結果的判讀方法於後文中詳述。

5. 休息力求充足，儘量避免疲勞殘留。因為在疲勞的身體血液中，容易造成廢物及異常物質。

6. 不要對自己的體力過於自信。

7. 與他人交際應酬適度即可，有時對對方稍有不周到
   處，亦無須耿耿於懷。

8. 儘可能避免壓力，有壓力時應尋求恰當方法紓解。

9. 在團體中更要注意自己的行為管理。

10. 選擇適合自己的保健方法，不要盲目追隨他人的保健
    模式，適合別人的未必適合自己。

　　大體而言，若能自然地遵行這種生活，則血液中殊少有發
現老化物質的機會，並且可以維持器官組織的功能，做個快樂
的高齡者。

　　同時，類似這樣的生活務須從年輕時代即開始養成，千萬
不要盲目聽取他人的意見而自亂陣腳，否則只會徒然增加壓力
而加速老化。

3 加速人體老化的原因

(1) 不服老會加速老化

　　到達一定程度的年齡後，身體內部必然漸漸呈現老化現
象，而且無論外表如何掩飾，與年輕人比較之下，仍有十分明
顯的差距。不過至少在精神上保持青春氣息，可使心靈活潑，
對於解除壓力助益甚大。

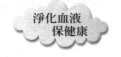

然而若不服老、自以爲年輕,而向長時間的勞動或激烈運動挑戰,身體內部的老化即刻會有所反應,進而出現許多的障礙。

例如,呼吸急促難以平息、或持續長久的悸動、或肌肉痠痛及疲勞不易消失等變化,幾乎是40歲以上的人共有的經驗。

所以生活方式若超出了自己的身體能力,身體的負荷勢必過重。其情形宛如水上芭蕾舞者般,雖在水面上露出迷人笑靨,但在水面下雙足卻拚命地擺動。

類似這樣,行動與年齡不配合,會增加血液中的老化物質,或減少血液中不可或缺的養分。

(2) 碳水化合物並非罪魁禍首

基本上,身體負荷過重及壓力太大是促成血液老化的最大原因。

另外,日光、風等自然環境的影響,也會加速血液老化。至於常遭人誤解的碳水化合物,事實證明,並非罪魁禍首。

自然環境的變化,不但對人體表面有所影響,對內部精神也會造成強烈襲擾。身體對於這類襲擊通常會產生種種連鎖反應來加以對應。

例如寒冷時,皮膚表面爲作防禦,立毛肌會起雞皮疙瘩而收縮,以抑制體溫的擴散。亦即皮膚表面的微血管會收縮,以避免體熱的散失。

此時，不但在表面上會出現防禦反應，在身體內部為了保持體溫，也會拼命燃燒能源來加以對應。

這種情形正與我們在寒冬時燃燒木柴、煤炭、煤油取暖，完全一樣。人所具備的正常能源——燃料，就是醣分（碳水化合物及其變化物質的總稱），醣分不足，就表示能源不足。換言之，經常作為能源燃燒的醣分，比其他成分的殘留物少得多。（請參閱28頁人體的構成狀態表）

除了肉體勞動和運動會消耗能源外，頭腦勞動以及發燒等狀態，亦會消耗大量醣分。為確保頭腦勞動所需的能源，現在一天進食三餐已嫌不足，務必吃上四餐才敷使用，因為醣分不足，會影響腦部的運動。

一般都認為，沒有醣分時，脂肪會轉化為能源，但脂肪取代醣分作為能源的情形，只有在身體病態時才會發生。在那時，血液中會有特異物質產，此種狀態如果長久持續，呼吸和尿液中即會發出獨特的臭氣。

簡言之，碳水化合物在體內能發揮極其重要的作用。一般人都認為，肥胖是導致成人病的根源，攝取過多碳水化合物會肥胖，因此碳水化合物被視為罪魁禍首而遭排斥，但我們仍須確認碳水化合物是身體不可或缺的能源。

碳水化合物中，米飯之類的澱粉並不致使人肥胖，其理由將在往後的篇章中敘述。

在寒冬裡，為了保持體溫，糖分漸次被燃燒，而造成糖分

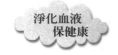

人體的構成狀態表	
營養素	比例
蛋白質	16.9%
脂肪	13.8%
水	61.6%
醣類	0.8%
礦物質	6.9%

不足的狀態是理所當然的。同時，蛋白質或脂肪等其他構成成分，也會因增加活動而有減少傾向。

所有構成成分慢慢減少之後，細胞即呈現疲憊狀態，血液中的廢物或異常物質隨著增加，招致老化的結果。

(3) 在強風中運動非常危險

中國宋朝的「傷寒論」一書中曾提到，風乃疾病和體況失調的根源之一。

這理論雖缺乏現代科學的驗證，但根據經驗我們都了解，迎風吹拂易致疾病。

迎風吹拂不但會使體熱散失，而且風會掀起沙塵，使人體吸入多數病原菌。假如當時身體虛弱，病原菌潛伏身體後，便會開始發威，且有演變成重大疾病之虞。因此體質虛弱者在強風中運動時，務必比平常穿得暖和些，並配戴口罩。這些雖然是小細節，卻是維持健康的大關鍵。

(4) 過度日曬會導致皮膚癌！？

最近幾年，皮膚癌和日光的關連經常見諸報端，一度風行

的古銅色肌膚已不再受到讚美。

　　長久以來，夏天裡曬曬太陽可鍛鍊體魄，但不可曬得過度，即是健康指南，一般人也對此奉行不渝。

　　迄今，過度的日曬會導致皮膚癌也已獲得證實，因為日曬過度會使細胞增加游離基（又稱自由基）。

　　所謂游離基就是細胞內電子不成對的原子或分子，具有不安定、反應性強、隨時想從身體中的其他原子或分子奪取電子而配成對的性質（想獲得安定的性質）。這就是說，游離基會影響細胞，改變其形態。

　　如此一來，被奪取了電子的原子或分子，又想從其他原子或分子奪取電子，連鎖反應的結果當然影響到人體的免疫能力。尤其對細胞膜的影響更是深遠，它會導致細胞的疲憊化。

　　因此，能抑制游離基生成的維生素E，受到了世人的矚目。

　　這種會損傷細胞膜、誘使細胞疲憊化的游離基，會隨著老化而增加，有人認為其原因即在於日光，亦即過度的日曬，會造成多數游離基，加速老化，甚至無形中產生肌膚的病變，夏天的陽光因此令人望之怯步。

(5) 過氧化脂質也是兇手

　　起初，過氧化脂質只是在人體解剖時，於老人頭蓋骨的腦部所發現的黃褐色物質罷了。爾後，在人體各部分也陸續發現

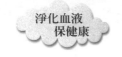

此物質，而且以老人居多，所以它被認為可能與老化有關連。

後來終於發現，此物質是脂肪變化所致，更詳盡地說，即油中的不飽和脂肪酸（亞油酸、亞麻酸、20碳4烯酸）等氧化後，性質變化而成的，此即所謂的過氧化脂質(Hydrogen peroxide)。

據稱，過氧化脂質是一種老化物質，會引起全身的老化或動脈硬化、肝臟障礙等。因此血液中的過氧化脂質如愈過量，則愈趨向老化，危險性也愈高。所以流經血液中的過氧化脂質，對人的器官或組織皆有不良影響。

壓力、疲勞及發燒等現象，都會使脂肪在人體中過氧化。而使人疲憊不堪的過度運動、肌膚日曬過度，或持續受強風吹襲等，亦證明會引起過氧化。此外，如魚乾類的食品在長時間的日曬下，魚油等不飽和脂肪酸也易於過氧化。

所以一次食用過量的過氧化脂質食品，會引起胃悶、噁心、下痢等症狀，有時還會損傷肝臟。

1958年，震撼日本的速食麵中毒事件，即被認為是保存方法不當，滲透於速食麵的不飽和脂肪酸過度氧化所造成的。

另外，亦在某漁村發現相當多可能是肇因於過氧化脂質的疾病（如肝癌等）。當地的漁民經常食用魚乾類食品，白天到海濱工作，在陽光直射下從事漁撈，這種終日與日光為伍的職業，被認為是當地居民致病的遠因。

可見過氧化脂質是了解老化程度的指標之一。因此儘可能

避免助長老化病變，尤其是動脈硬化等血管病變的生活習慣，至屬重要。

然而，僅憑一、兩次血液檢查，即使發現過氧化脂質積存，並不足以證明身體已經老化，更何況其情形亦有可能改善，因此切勿煩惱不已，以免促成加速老化。

只要留意前述可能促成老化的原因，生活保持規律，就能妥善對應了。尚應認識造成過氧化脂質的疾病，尤其若罹患以代謝異常為典型的糖尿病時，更應妥善作管理。

(6) 鈣質流失導致骨質疏鬆症

日光不僅會導致食品氧化，對人體也會帶來重大影響，它會造成身體各器官的疲憊，誘發老化。

但適當的日光浴，或在和煦的日光下外出購物時，則對維生素D_3的活性化以及骨頭的營養皆有助益。

最近，骨質疏鬆症（一種骨頭變脆弱的疾病）處處可見，因此鈣的不足引起了重視。所以專家建議應多食用小魚、牛乳或其他食品，以增加鈣的攝取量。

如果到了骨頭已出現骨質疏鬆症的狀態時，才匆匆忙忙攝取鈣質，已無法使骨頭恢復原狀了。因為「維生素D_3」與「女性荷爾蒙」須進行微妙的混合作用後，身體才有可能吸收鈣質。

此外，根據研究，唾液裡所含的唾液腺荷爾蒙(Parotin)能

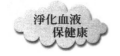

賦予骨頭代謝作用。

再者，每人對日光浴的耐力程度亦有差異，所以應該視個人的身體狀況享受日光浴。

④ 加速血液老化的物質

其次，就血液中所包含的物質：膽固醇、中性脂肪（三酸甘油脂）、尿酸、血紅素，來探討其與老化的關係。

(1) 普遭誤解的膽固醇

通常膽固醇被認為是引起動脈硬化的不良物質，然而不容忽略的，它同時也是構成、包圍、保護細胞，有效調節物質出入細胞膜的重要成分之一。此外，它亦是形成各種荷爾蒙的重要物質。唯有當膽固醇過剩時才會造成問題。

一般而言，膽固醇是由肝臟合成。所以肝臟功能顯著低落時，合成膽固醇的能力亦跟著低下，因此血液中的膽固醇量會漸漸減少。

透過血液檢查，如發現總膽固醇量低於每公合90毫克(90mg/dl)，則肝臟的障礙可能相當相當嚴重。

膽固醇是脂肪的一種，多半和蛋白質結合，以脂蛋白的形態存在於血液中。通常膽固醇尚分為HDL（良性膽固醇）及LDL（不良膽固醇）等兩大類。

含大量膽固醇的食物表

食物名稱	每80公克的膽固醇含量，單位為毫克(mg)
雞油	86
豬油	68
乳酪	80
牛油	208
火腿	80
奶油	112
羊肉	138
排骨	84
牛肉	100
臘腸	120
蜆	363
豬腰	336
豬肝	294
豬腦	2480
蟹肉	116
墨魚	278
蝦	123
鮮墨魚	212
龍蝦	160
雞蛋（1顆／50公克）	266

※每人每天所攝取的膽固醇以不超過300毫克為限。

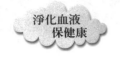

　　LDL有沉澱在各器官、血管的性質，正因為如此，LDL才會成為動脈硬化的罪魁禍首，故它又被稱為「不良膽固醇」。

　　HDL可排除血管中所沉澱的膽固醇，將多餘的膽固醇運送至肝臟，所以被稱為「良性膽固醇」。被輸送至肝臟的膽固醇，即在該處進行分解、排泄。

　　因此，血液檢查的結果即使總膽固醇值高，但如只是HDL的值高，並無大礙。可是，如果總膽固醇值高，而HDL（良性膽固醇）的值低時，須謹防引起狹心症或心肌梗塞。

(2) 健康動脈的殺手──中性脂肪

　　所謂中性脂肪，主要是食物中的醣分在肝臟裡被轉變成的能源，非常容易積存在身體裡。

　　包含在米飯或麵包裡的澱粉、或砂糖中的醣分等，會被轉變為葡萄糖而成為能源，但多餘的部分即成為中性脂肪。

　　飲酒過量或攝取多量食物，以及肥胖者等，中性脂肪增加，並隨著過剩的膽固醇一直沉澱在血管壁，而成為動脈硬化的肇因。所以應儘量避免連續暴飲暴食，才能有效防止中性脂肪在體內囤積。

(3) 帝王疾病──痛風

　　尿酸可說是血液中的一種廢物。若尿酸蓄積（沉澱）在關節等部位，即會形成痛風。

　　攝取過多含嘌呤成分的食物，或尿酸不能順利從腎臟排入尿中，都會使血液中的尿酸值增加。不過最近又發現，飲食過量，亦即食物的總卡路里過剩，更可能使尿酸值增加，因為過食就意味著嘌呤攝取量的增加。

　　痛風自古就被稱為「帝王疾病」，因為山珍海味的佳餚食用過度，總卡路里熱量過剩，被認為是痛風的主因。所以，如果有痛風症狀，被診斷為尿酸值偏高時，宜節制含大量嘌呤食物的攝取量。

　　魚粉、牛肝、沖醬蝦、竹筴魚、豬肚、豬肝、柴魚、乾香菇、雞肝、沙丁魚等，都是含大量嘌呤的食物。

　　此外，尿酸會隨著尿液一起排泄，不會和汗水一起排泄。因此，當大量出汗，而尿量減少時，尿酸濃度也會增高。所以，為使尿酸順利排除，應儘量避免尿量的減少，對於因過剩所造成的障礙亦有裨益。

(4) 貧血是老化的第一步嗎？

　　紅血球在氧氣的搬運上擔任重要角色，而紅血球中的血紅素，會隨著年齡老化而有減少傾向。

　　由於鐵劑是血紅素的重要成分，因此加以充分補充實屬必要，最好能在每日的三餐中搭配含鐵量高的食物。

　　沖醬蝦、荷蘭芹、大豆、蘿蔔乾、芝麻、蜆、燒海苔、魚粉、乾蝦米、豬肝、燒海苔等，都是含大量鐵質的食物。

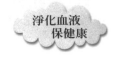

⑤ 健康的關鍵──血中礦物質

接下來，探討血液中微量元素與老化的關係。

血液中因為某種微量物質的減少也會使人體產生疾病，當然，這類疾病會使體內物質和細胞產生變化而促進老化。例如，缺乏維生素所引起的各種症狀以及微量元素過低所引發的心臟病等，在初期症狀時，僅須適量補充，症狀即可有顯著改善。

最近，針對微量元素的研究發現，缺乏微量元素與癌症之發生有密切的關係，然而微量元素過剩亦會致病，幸而人體內的淨化裝置會充分發揮功能，而且人體能經常保持一定狀態，所以過剩部分往往能隨時被排除，因此微量元素過剩症的病例並不多見。

(1) 缺硒會導致心臟病和肝病

在中國大陸的一個貧村裡發現一種心肌障礙的疾病，稱為缺硒病。

據說該農村的居民沒有購買外地蔬菜的習慣，長期都是食用同一土地出產的蔬菜。但是年輕人罹患心肌障礙疾病者與日俱增，因此而喪命者亦時有所聞。

經調查發現該片土地缺乏微量元素硒，致使動物出現肌肉萎縮症、肝臟壞死或不孕情形。因此，飼主便在飼料裡添加硒

以保護動物的健康。

在芬蘭亦發現某些特定地域，因心臟病及其他循環器官疾病死亡者甚多，經調查後才證明是缺硒所致。

關於硒和不孕的關係，據研究是因為硒有補助維生素E的作用，如果缺乏則會呈現與維生素E不足相似的症狀。

最近，據動物實驗和疫學調查結果顯示，硒可抑制癌症的發生。但同時也發現，硒攝取過剩會引發強型的腎毒性。坊間經常販售含有硒的健康食品，但是千萬別妄信其誇大的神奇效果。

在美國，內布加斯州和南達科達州，曾發生家畜因餵食含多量硒的植物，而下痢、脫毛、步行困難、呼吸不全，甚至死亡的事件。可見各種營養素的平衡實在不容輕忽。

至於何種食物含硒量較多，迄今尚未能詳知。

(2) 缺鉬會導致癌症

據說，在中國大陸的某個農村裡，食道癌的發生率相當高，約佔該地區全部人口的20% 。此現象不僅發生在人類身上，連雞亦難倖免。該地的雞在相當於人類食道的部位，幾乎每一隻都發現患有癌症。

研究結果才知道，這是鉬不足造成的。

鉬，是植物將土壤中的硝酸變換為蛋白質時，所需酵素中的重要元素。如果缺鉬，還原作用即無法順利進展，植物中則

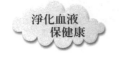

會有大量的亞硝酸。再加上該地居民嗜食乾燥又發霉的食物，霉會受硝酸作用，造成致癌的物質亞硝胺，因此更助長食道癌的發生。

鉬富含於豆類、綠黃色蔬菜中。

(3) 缺鉻會導致糖尿病

近年來針對因意外事故或疾病等而身體虛弱，無法自己進食的病人，嘗試進行各種營養補給法，如點滴注射、經鼻腔營養法、經腸營養法，中心靜脈營養法等，以延長病人的年壽。

這些營養法必須持續較長的時間才有意義，也才能達到延壽的目的。臨床發現，這些營養補給方法持續愈久，病人出現缺乏微量物質的症狀愈不明顯。

最近健康法十分風行，鋅、鎂等成了熱門話題，這些都是爲了追求延壽而興起的構想。根據研究發現，人體中的微量元素鉻最容易流失，而且隨著年齡老化亦會漸次減少。尤其是攝取過多加工度高的食品（如細砂糖）的人，其體內的鉻會隨年齡增加而加速減少。

在1959年，醫學報告中曾指出，根據實驗，以缺鉻的食物飼育老鼠，老鼠會出現糖尿病的狀態。同時，對於有糖分代謝障礙的老鼠，給予能提高糖分利用度的胰島素，並無多大作用；但若以補充鉻後，其糖分的利用度即獲得明顯改善，而使症狀消失。因此推定鉻有補強胰島素的作用。

爾後，有一部分學者將糖尿病患者血液中的鎘量，與一般作對照比較。結果顯示，糖尿病患者血液中的鎘濃度普遍低。此外，還發現糖尿病患者隨尿液所排出的鎘量，較一般人爲多。可見糖尿病患者是處在鎘較易流失的狀態，因此鎘與胰島素有密切關係自無庸置疑。有識者認爲，因鎘過少而造成的糖尿病病例可能相當多。

米、麥、豆等穀類中，都含有鎘。

(4) 碘、錳、鈷、鋅、銅的重要功用

其他種種微量物質將陸續介紹，並列舉含有各種元素的食物。

碘，能旺盛成人的基礎代謝，在成長期能促進發育，富含於海藻、海產食物中。

錳，含活化骨頭、肝臟等酵素的作用，使骨頭裡的磷酸鈣等易於生成，富含於食物中的肉類、豆類、酵母等。

鈷，是骨髓造血作用中不可或缺的物質，在製造紅血球和血紅素時有補助作用，大量存在於動物的肝臟中。

鋅，爲皮膚、骨骼的發育和維護所必需，並且是乳酸脫氫蘆漸D要成分，食物中的魚貝類、肉類、牛奶、糙米、米糠、豆、核果類等都含有此元素。

銅，在骨髓製造血紅素時提高鐵的利用度，並促進腸子對鐵劑的吸收，含銅的食物，多半是動物性食物。此外，在牡

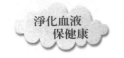

蠣、小麥、蠑螺、納豆、綠茶末、大豆、芝麻、肝臟、螃蟹、蝦等食物中，均富含銅質。

由於各種測定法相繼被開發出來，最近已能說明微量元素的存在及功能。

這些微量質在人體內少得難以察覺，因為如此，所以只要稍有缺乏，就會引起令人意想不到的疾病。日常所謂的疑難雜症中，是否與微量物質有關，尚待深入追究。

(5) 離子失衡會加速老化

血液中以離子形態存在的鹽類——鈉、氯、鈣、鉀、磷——雖不似微量元素那般微少，但亦被認為與老化有關。

這些鹽類在血液中保持固定的平衡量，對細胞的活動有重要作用。但這種平衡會隨年齡的增加而喪失，在血液中，鈉、氯、鈣會增加，但鉀、錳、磷則會減少。

此一現象以當前的醫學尚無法解釋，可能是隨老化的進行，血液內容會有重大變化的緣故吧。

至於鈣，則在大動脈和其他動脈硬化的部分會增加，在骨頭中卻會減少。亦即鈣會沉澱在動脈硬化的部分，但骨頭中的鈣則會溶入血液，而有被排泄於尿中的傾向。

老人的骨頭脆弱、易折，原因即在於此，所以平時可以多攝取富含鈣質的蘋果和牛奶，一來可以預防鈣質流失過多，引起骨質疏鬆症，二來可以與鈉離子平衡，避免血壓升高。

另一方面，鎂的消耗量也很多，通常昆布、納豆、牡蠣、海苔、小麥、糙米、裙帶菜、芝麻、綠茶末、大豆等食物，均富含鎂質。

(6)「鹼性食品」神話的崩潰

「吃肉血液會呈酸性」、「多吃蔬菜可使血液呈鹼性」──類似這樣有關食品酸鹼度的健康法林林總總，鹼性食物已成為新寵。

但是事實上，這種說法並不正確。因為血液並不會因吃酸性食物而呈酸性，也不會因吃鹼性食物而變鹼性。人體的血液通常呈弱鹼性，不會受到所攝取食物酸鹼度而影響，而且唯有維持此狀態，才能使身體的細胞發揮正常的基本功能。

不過，當感冒發燒時，或有重大的精神壓力時，血液會有略呈酸性的傾向，這是身體免疫力、防衛力增加的結果。

因此如果血液呈現酸性過剩狀態（酸血症Acidosis）或鹼性過剩狀態（鹼血症Alkalosis）時，應解釋為疾病狀態才合乎科學。若持續維持此種狀態，對細胞的功能將有不利影響，而使身體產生障礙。

人體的血液雖經常呈弱鹼性，皮膚卻常呈弱酸性，唯有如此才能提高皮膚的免疫力、防衛力，避免細菌侵襲身體，如香港腳經常發於弱酸性狀態減弱的部位即為一例。

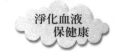

至於食物的酸性、鹼性如何來檢驗呢？

進入體內的食物會在體內被燃燒，只要檢查食物燃燒時的酸度和鹼度，就可知道該食物究屬酸性或鹼性。

(7) 運動飲料與人體的奧祕

根據研究指出，人體是因為缺乏某種成分，才會渴望食用某種食物。

以飲食為例，在過度勞動或激烈運動而大量流汗後，含鹽分的水分會特別令人覺得爽口。

但是若未大量流汗卻想喝水時，含鹽分的飲料卻不如綠茶或白開水投人所好。

此種口感上的差異，與流汗時所喪失的鹽分量有關，流汗越多越覺含鹽分的水美味。

最近蔚為風潮的運動飲料正是依此理論開發出來的，其作用與嚴重脫水時或身體虛弱時所採行的生理食鹽水點滴注射很相似，但它們是否真的具有增強體力的效果，答案有待商榷，充其量，只是補充了流失的水分。

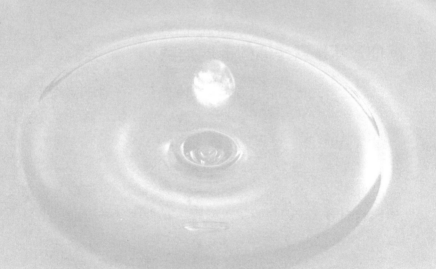

第**2**篇

血液清 百病除

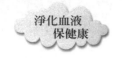

在美國，有一個非常有名的醫學研究，叫做「佛拉明罕研究」(Framingham Study)，這個研究小組在美國一個叫佛拉明罕的小鎮，將居民的健康狀況全部建檔，生老病死、血壓、血糖、膽固醇、抽菸與否、血液檢查等等，全部列入一個大檔案，以後再以數十年的時間，追蹤這些小鎮的鎮民是否得到任何疾病。

依據在佛拉明罕數十年研究的結果，這個研究小組設計出兩套計算疾病罹患率的方法——血液測病學。

① 血液年齡就是你的罹病指數

第一套方式，是計算在5年或10年中，得到冠狀動脈心臟病的機會到底有多高（下一節第一部份）；第二套方式，是計算在5年或10年內，得到腦中風的機會有多高（下一節第二部份）。

計算的方法十分簡單。第一步，先查出性別年齡、高密度脂蛋白膽固醇、總膽固醇量、血壓、其他因子等分別算出得分高低。

第二步，再分別將得分填入算式中計算出總分。

第三步，則可由總分知道，5年或10年內得到冠狀動脈心臟病的危險機率；同時，還可以由表1-8和2-6得知，其他同性別、同年齡層的人，罹患同樣疾病的機會是多少。

項目	分數
年齡	6
HDL-C	6
總膽固醇量	3
血壓	3
是否抽菸	4
是否有糖尿病	0
是否左心室肥厚	0
總分	**22**

項目	分數
年齡	11
HDL-C	6
總膽固醇量	3
血壓	3
是否抽菸	4
是否有糖尿病	0
是否左心室肥厚	0
總分	**27**

舉例來說，張先生是個42歲的抽菸男性生意人，良性膽固醇值是29，總膽固醇值是240，血壓是140，沒有糖尿病，也沒有左心室肥厚。我們可以由表1-1及表1-2算出得分總合：

總分為22，可由表1-3查出5年內得心血管疾病的機會為11％，10年內得心血管疾病的機會是21％。

要是張先生不戒菸，其他條件也沒有改變，運氣也不錯，10年都沒有得到冠狀動脈心臟病，到了10年以後52歲時，我們可以再用公式再算一次：

這時可以知道，張先生52歲到62歲得冠狀動脈性心臟病的機會幾乎接近1/3。

但是若是張先生在42歲那年痛下決心，戒菸、做運動、減肥、控制飲食，使良性膽固醇升到了40，總膽固醇降到了195，那麼到了52歲時，總分變成16。

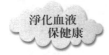

項目	分數
年齡	11
HDL-C	2
總膽固醇量	0
血壓	3
是否抽菸	0
是否有糖尿病	0
是否左心室肥厚	0
總分	16

　　張先生隨著年歲愈來愈大，但是因為生活做了調整，這時候雖然已經52歲了，但是在52歲到62歲得冠狀動脈心臟病的機會不但未升高，反而下降到了12％的程度。

　　至於張先生得到腦中風的機會如何呢？可以從表2用同樣的方式得知。

笑一笑，讓血液放輕鬆

真是天才

大企業到大學校園求才，說明會上
主講人：「有沒有人自告奮勇做個示範？
用簡明扼要的話介紹自己，並順便推銷自己的優點？」
某學生說：「我叫 XXX，就讀 XX 系四年級。
這一生中只有兩樣東西不會，」
講員：「說說看是哪兩樣？我們儘量不把你放到有關部門。」
某學生：「這個不會，那個不會！」

② 罹病指數計算步驟

(1) 冠狀動脈硬化心臟病危機預測

步驟1：計算各危險因子分數表

1-1 男性年齡分數表

年齡	分數	年齡	分數
30	-2	48、49	9
31	-1	50、51	10
32、33	0	52~54	11
34	1	54、55	12
35、36	2	57~59	13
37、38	3	60、61	14
39	4	62~64	15
40、41	5	65~67	16
42、43	6	68~70	17
44、45	7	71~73	18
46、47	8	74	19

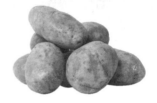

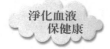

1-2 女性年齡分數表

年齡	分數	年齡	分數
30	-12	41	1
31	-11	42、43	2
32	-9	44	3
33	-8	45、46	4
34	-6	47、48	5
35	-5	49、50	6
36	-4	51、52	7
37	-3	53~55	8
38	-2	56~60	9
39	-1	61~67	10
40	0	68~74	11

1-3 總膽固醇量分數表

總膽固醇量	分數	總膽固醇量	分數
139~151	-3	220~239	2
152~166	-2	240~262	3
167~182	-1	263~288	4
183~199	0	289~315	5
200~219	1	316~330	6

1-4 高密度脂蛋白膽固醇(HDL-C)分數表

HDL-C	分數	HDL-C	分數
25~26	7	51~55	-1
27~29	6	56~60	-2
30~32	5	61~66	-3
33~35	4	67~73	-4
36~38	3	74~80	-5
39~42	2	81~87	-6
43~46	1	88~96	-7
47~50	0		

1-5 血壓分數表

血壓	分數	血壓	分數	血壓	分數
96-104	-2	121-129	1	150-160	4
105-112	-1	130-139	2	161-172	5
113-120	0	140-149	3	173-185	6

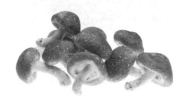

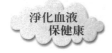

1-6 其他因子分數表

其他因子	分數
抽菸	4
糖尿病（男）	3
糖尿病（女）	6
左心室肥厚	9
若無則為	0

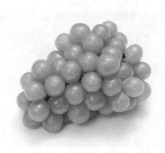

步驟2：計算各危險因子分數之總合

　　年齡分數＋HDL-C分數＋總膽固醇量分數＋血壓分數＋是否抽菸＋是否有糖尿病＋是否左心室肥厚＝總分

笑一笑，讓血液放輕鬆

救不到

有一個剛成年的少年，
他的父母親就買了一輛野狼的摩托車給他
順便去拜關公，祈求行車平安
但那少年第一天就出車禍死了
他的父母又去抽籤，
問關公：「為何我兒子第一天騎車就出車禍死了呢？」
關公顯靈後，只告訴他們兩句話：
「令郎野狼跑百二，余騎赤兔走八十」
當然，救不到啦！

步驟3：由總分查出危險機率

1-7 危險機率表

機率

分數	5年	10年	分數	5年	10年	分數	5年	10年	分數	5年	10年
≦1	<1%	<2%	9	2%	5%	17	6%	13%	25	14%	27%
2	1%	2%	10	2%	6%	18	7%	14%	26	16%	29%
3	1%	2%	11	3%	6%	19	8%	16%	27	17%	31%
4	1%	2%	12	3%	7%	20	8%	18%	28	19%	33%
5	1%	3%	13	3%	8%	21	9%	19%	29	20%	36%
6	1%	3%	14	4%	9%	22	11%	21%	30	22%	38%
7	1%	4%	15	4%	10%	23	12%	23%	31	24%	40%
8	2%	4%	16	5%	12%	24	13%	25%	32	25%	42%

步驟4：算出危險指數。

步驟5：與平均10年危險機率作比較

1-8 平均10危險機率比較表

機率

年齡	男性	女性	年齡	男性	女性	年齡	男性	女性
30~34	3%	<1%	45~49	10%	5%	60~64	21%	13%
35~39	5%	<1%	50~54	14%	8%	65~69	30%	9%
40~44	6%	2%	55~59	16%	12%	70~74	24%	12%

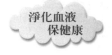

(2) 中風危機預測

步驟1：查出各危險因子之分數

2-1 男性年齡、血壓、疾病危險因子分數表

男　性

年齡	血壓	治療高血壓	
54~56＝0	95~105＝0	否＝0	是＝2
57~59＝1	106~116＝1	糖尿病	
60~62＝2	117~126＝2	否＝0	是＝2
63~65＝3	127~137＝3	抽菸	
66~68＝4	138~148＝4	否＝0	是＝3
69~71＝5	149~159＝5	心臟血管病史	
72~74＝6	160~170＝6	否＝0	是＝3
75~77＝7	171~181＝7	心房顫動	
78~80＝8	182~191＝8	否＝0	是＝4
81~83＝9	192~202＝9	左心室肥厚	
84~86＝10	203~213＝10	否＝0	是＝6

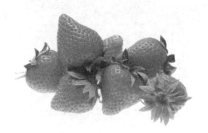

2-2 女性年齡、血壓、疾病危險因子分數表

女 性

年齡	血壓	治療高血壓	
54~56＝0	95~104＝0	否＝0	是則見下欄
57~59＝1	105~114＝1	糖尿病	
60~62＝2	115~124＝2	否＝0	是＝3
63~65＝3	125~134＝3	抽菸	
66~68＝4	135~144＝4	否＝0	是＝3
69~71＝5	145~154＝5	心臟血管病史	
72~74＝6	155~164＝6	否＝0	是＝2
75~77＝7	165~174＝7	心房顫動	
78~80＝8	175~184＝8	否＝0	是＝6
81~83＝9	185~194＝9	左心室肥厚	
84~86＝10	195~204＝10	否＝0	是＝4

2-3 女性若現在接受高血壓治療，則依以下收縮壓計分

血壓	分數	血壓	分數
95－104	6	155－164	2
105－114	5	165－174	1
115－124	5	175－184	1
125－134	4	185－194	0
135－144	3	195－204	0
145－154	3		

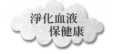

步驟2：計算各危險因子分數之總合

年齡分數＋血壓分數＋是否治療高血壓＋是否有糖尿病＋是否抽菸＋是否有心臟血管病史＋是否心房顫動＋是否左心室肥厚＝總分

步驟3：由總分查出危險機率

2-4 男性10年內患病機率表

總分	機率	總分	機率
1	2.6%	16	22.4%
2	3.0%	17	25.5%
3	3.5%	18	29.0%
4	4.0%	19	32.9%
5	4.7%	20	37.1%
6	5.4%	21	41.7%
7	6.3%	22	46.6%
8	7.3%	23	51.8%
9	8.4%	24	57.3%
10	9.7%	25	62.8%
11	11.2%	26	68.4%
12	12.9%	27	73.8%
13	14.8%	28	79.0%
14	17.0%	29	83.7%
15	19.5%	30	87.9%

2-5 女性10年内患病機率表

總分	機率	總分	機率
1	1.1%	16	19.1%
2	1.3%	17	22.8%
3	1.6%	18	27.0%
4	2.0%	19	31.9%
5	2.4%	20	37.3%
6	2.9%	21	43.3%
7	3.5%	22	50.0%
8	4.3%	23	57.0%
9	5.2%	24	64.2%
10	6.3%	25	71.4%
11	7.6%	26	78.2%
12	9.2%	27	84.4%
13	11.1%		
14	13.3%		
15	16.0%		

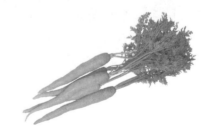

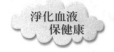

步驟4：算出危險指數。

步驟5：與平均10年危險機率作比較

2-6 10年平均危險機率（依年齡層）

男性		女性	
年齡	危險率	年齡	危險率
55-59	5%	50-59	3.0%
60-64	7.8%	60-64	4.7%
65-69	11.0%	65-69	7.2%
70-74	13.7%	70-74	10.9%
75-79	18.0%	75-79	15.5%
80-84	22.3%	80-84	23.9%

註： 1. 血壓乃指心臟收縮壓。

2. 心臟血管病史：心肌梗塞、心絞痛、間歇性跛行、冠
狀動脈灌注不足、心衰竭。

3. 心房顫動指心房纖維顫動病史者。

4. 左心室肥厚乃依心電圖顯示之。

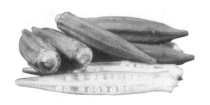

③ 祛疾避病法大公開

　　既然從前面的計算方式知道了未來5年或10年血管的命運，那麼，下一步最重要的，當然就是改命囉！

　　首先我們把容易得血管病變的危險因子列出來，最主要的是性別、年齡、血脂肪值、高血壓、糖尿病、抽菸、遺傳。

　　這些危險因子能改的當然要儘量改，只要血液和血管能恢復健康，許多恐怖的疾病就自然會改善。

(1) 性別與年齡

　　這一個部分是人力無法更改的。一般來說，女性在停經以前得心血管疾病的機會非常小，但停經後危險就急劇上升。女性在這一方面是佔優勢的。

　　不過，服用女性荷爾蒙是否能減低這類的危險，仍有許多爭議。最大的爭議就在於，女性荷爾蒙有微小的機會會引起子宮內膜癌、卵巢癌、乳癌等。但是依據目前的證據顯示，服用女性荷爾蒙，並不能證實可以降低罹患心血管疾病的機會。

(2) 血脂肪值

　　一般人所說的血脂肪值，指的是膽固醇和中性脂肪（又稱三酸甘油脂和血油）。

　　膽固醇是一個十分有趣的東西，它本身是構成身體許多結

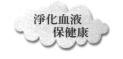
構的重要成分，但又會引起動脈硬化。

　　依據以前北歐的赫爾辛基心臟研究及其他研究發現：膽固醇每降低1％，則冠狀動脈心臟病的機會約可降低2％。這些研究在美國及世界各地引起了一陣降膽固醇的風潮。

　　但在1992年，有一個學者將所有膽固醇研究結合在一起，卻發現了一個有趣的現象：綜合這些研究，降低膽固醇固然可以降低冠狀動脈心臟病的機會，但同時意外或是自殺死亡的比率卻升高。

　　這篇刊登於英國醫學雜誌的文章立刻引起了廣泛的注意。同時，全世界的媒體也大加報導，而醫學界也分裂成了兩派開始了廣泛的辯論。經過長期的辯論及溝通，大家逐漸開始產生了共識──不要盲目追求降低膽固醇值。要追求的，應該是降低不良膽固醇值（LDL──不良膽固醇）；而且，每一個人均有不同的理想不良膽固醇值，不良膽固醇也不一定愈低愈好。

　　這個不同理想值應該是多少呢？依據民國84年衛生署「國人血脂異常診療及預防指引」指出，第一步是先看看是否已有心肌梗塞或是冠狀動脈硬化心臟病，若是已經有這兩種病之一，那麼理想值應該是100；若沒有這兩種病，則對照表3的2到7項看看是否有兩個或兩個以上的危險因子，要是有的話，那麼LDL理想值是160，請參閱後文圖表。

　　知道了理想值以後，要如何達到目標呢？基本上依靠兩大法門，一為飲食，二為運動。

　　飲食方面對國人來說，最重要的是首先應了解自己血中的LDL值與理想LDL值差多少，要是自己血中LDL值低於理想LDL值，那麼可以繼續目前的飲食；但若是血中LDL值高於理想值，可能就有一連串的禁忌了。

　　飲食中，首先應控制的是蛋黃攝取量應小於每週二顆，必要時要更少；動物的內臟，除了魚以外的海鮮，如蝦、蟹、花枝、魷魚等也應少吃；牛奶應喝脫脂牛奶；少用豬油、清香油，而應用植物性油，如花生油、葵花油、沙拉油等等；牛油，起司類更是少碰為妙。

　　在看了這麼多禁忌後，有許多人會覺得上面的食物控制那麼麻煩，不如吃素算了，但是一定要記得一件事，國人吃素往往是可以吃蛋的，如果蛋吃太多那麼仍然是高膽固醇飲食，不能達到降低膽固醇的效果。

　　至於運動方面也有許多方面要注意。首先，如果平常沒有運動，千萬不要忽然開始劇烈運動。依據最近的醫學報導，這樣會比不運動更糟糕，心臟病的機會會更大。那麼應如何做呢？應該先從簡單輕鬆的運動做起，再慢慢加量並且持之以恆。至於那一些運動較好呢？一般而言，散步、快走、慢跑、游泳、土風舞、太極拳等都是不錯的運動，但最重要的是要持續每天做，效果才會更好。

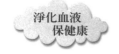
淨化血液
保健康

(3) 高血壓

人的血壓正常時每一分鐘均有些許不同，因此，醫師在診斷病人罹患高血壓時都非常的小心，一次的血壓值偏高並不能作標準。通常必須要在接下來的一到數週中，血壓值都超過標準值（140／90）才能算是真正的高血壓。

若是發現罹患高血壓時，有時可以用非藥物性療法——改良生活型態療法，將血壓降到正常。要低鹽飲食、多做運動、減少壓力等等，這些療法可以對一部分病人有效，但是大部分的人仍須靠藥物治療。

表3 冠狀動脈硬化危險因子

編號	危險因子
1	低密度脂蛋白膽固醇(LDL)含量過高。
2	男性大於45歲；女性大於55歲，或已停經但未服用口服避孕藥。
3	家中近親有人有心肌梗塞或是猝死。（男性近親於55歲前或女性近親於65歲前發生。）
4	抽菸中（已戒菸就不算）。
5	高血壓（治療中也算）。
6	糖尿病（治療中也算）。
7	低HDL值（＜40mg/dl）。

※若是HDL≧60時可以抵消一項危險因子。

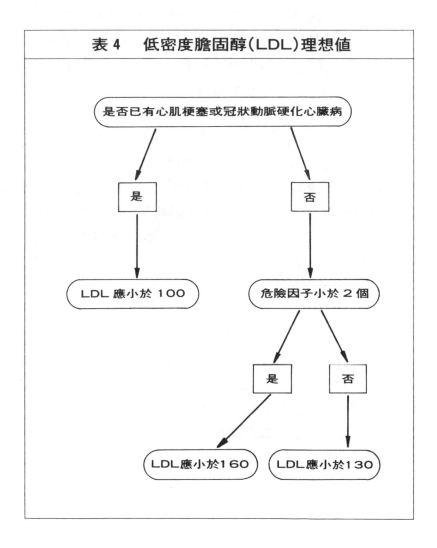

表4 低密度膽固醇(LDL)理想值

是否已有心肌梗塞或冠狀動脈硬化心臟病

是

否

LDL 應小於 100

危險因子小於 2 個

是

否

LDL應小於160

LDL應小於130

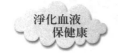

藥物治療高血壓最重要的一個觀念，就是需要長期服用藥物。每天服藥，除了某些例外的狀況外，均需終身服藥。

在台灣，有許多人有個錯誤的觀念，就是認爲高血壓的藥物吃久了會傷腎，這是一個倒因爲果的錯誤想法。

高血壓之所以要治療，是因爲如果不治療的話，容易中風、腎臟受損、心臟受損、血管受損。因此，腎臟受損是因爲高血壓所引起的，而不是高血壓的藥物引起的。

近年來，在美國有一篇研究指出，一個35歲的男性若是收縮壓在130，則平均可以多活40年，也就是說可以活到75歲；但若是收縮壓在150，那麼平均只能多活24年，減少了16年的壽命。因此我們要說：如果不好好控制血壓高血壓，最大的副作用是使壽命減少。

(4) 糖尿病

診斷糖尿病時也像高血壓一樣，需要兩次以上的血糖值偏高才能做成診斷。一旦知道得了糖尿病，目前已成定論的治療不外乎三類：飲食治療、藥物治療及胰島素治療。

至於治療的目標一般來說，就是儘量避免急性及慢性的併發症。急性的糖尿病併發症，指的是酮酸中毒，或是高血糖高張性非酮性中毒；慢性的併發症，指的是腎臟功能變壞、神經功能變差及視力變差。在產生糖尿病的慢性併發症以前，血糖值應儘量控制到趨於正常，若是已經產生了併發症以後，有些

人主張治療的步驟就可以稍微放鬆一些。

(5) 抽菸

　　無論是一手菸或是二手菸，都是血管病變的一個重要的原因。

　　有人說，在那麼多個危險因子中，戒菸和膽固醇的控制是最容易看得到明顯的效果的。但是，戒菸並不是每個人都可以做得到的。馬克吐溫就曾經說過：「戒菸是十分簡單的一件事，像我就戒了兩百多次。」

　　馬克吐溫要是活在今天的話，說不定一次就可以戒掉了。因為，目前有許多的輔助工具可以利用。比如說，可以利用許多藥局可以買得到的戒菸口香糖、戒菸貼布、參加戒菸班等等。但是，最重要的，還在於意志力。至於戒菸的方法，通常突然完全不抽的戒菸，要比慢慢減量的戒菸方式，成功機會大出許多。

(6) 遺傳

　　要是家中近親有心血管疾病或腦血管疾病，那麼得到這一類病的機會要大出許多。但是遺傳是沒有辦法改的，所以唯一的辦法是——萬一有這樣的體質，那麼在其他危險因子方面必須特別注意控制，並且要定期運動。

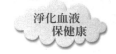

(7) 其他輔助療法

　　如抗氧化劑、維生素B、維生素C、維生素E、魚油、卵磷脂、葡萄子等等，這些在醫學上或多或少都有些研究證實它們的效果。

　　但是昨天的研究報告說哪一項有效，今天又有另一篇研究就把原有的研究推翻掉了。到了今天（2003年），醫界一般認為對心臟病效的療法有魚油、葡萄子、維生素B（以B_6、B_{12}，及葉酸較有效）為主。

　　當我們了解了以上的危險因子，如果儘量加以改變或控制，維持一顆快樂的心，那麼就算在剛開始有再多的危險因子，也必能趨吉避凶，達到延年益壽的目的。

笑一笑，讓血液放輕鬆

決定

一對夫妻，在婚前約定好家中的小事情由妻子決定，
而大事情由老公決定。
某一天，老公輕生細語的對老婆說：
「老婆，我有一件小事情想跟你商量……」
妻子說：「什麼小事情？說吧！」
老公：「我…我…想取一個小老婆啊！」
妻子大怒，說：「這種大事情，你居然跟我說小事情！」
老公：「是你自己說大事情…好！
大事情可就由我決定囉！」

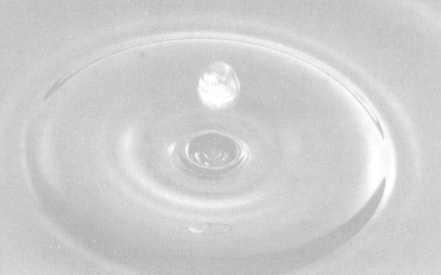

第**3**篇

淨化血液自己來

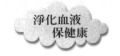

1 血液檢查前的注意事項

飲食、運動及其他條件等,都會使血液產生微妙變化,因此血液檢查的數值也會受各種條件影響,而呈高低起伏狀態。

所以,檢查時必須適度考慮當時的狀態及採血條件,如:房間的溫度、精神上的變化……等等。

其中尤應注意的是飲食、性別、年齡別、晝夜變動(上午、下午、夜晚)、日期別(因日期不同而起的變化)、運動、飲酒、吸菸……等。此處將檢查值的變動情形敘述如下,供各位參考。

(1) 受飲食影響者

中性脂肪、血糖、總蛋白、血紅素、血球容積、白血球等。

這些檢查值一般都會受飲食內容影響而有增多傾向,因此欲作這些項目的檢查之前,必須先禁食。

(2) 受運動影響者

血糖、白血球、GOT、GPT、LDH、CPK等。當然檢查值會隨運動的強弱而有增減,未必一定是增加。

(3) 受飲酒影響者

總膽固醇、中性脂肪、HDL膽固醇、r-GT、血壓等，其數值的增減並不一定，但脂質及r-GT等有上升傾向。當然，在作這些檢查之前須避免飲酒。

(4) 受吸菸影響者

血紅素、血球容積、白血球、ALP、中性脂肪、GOT、總蛋白、尿素氮、血糖、總膽固醇、血壓等，其數值的增減也不一定，但多少有變化。

(5) 因性別而檢查值不同者

男性值高、女性值低的檢查項目是血紅素、紅血球數、血球容積、尿酸、尿素氮、肌酸酐、r-GT、CPK等；至於女性值高、男性值低的檢查項目則是中性脂肪。

(6) 因年齡而檢查值不同者

老年人值較高的檢查項目是總膽固醇、血糖、澱粉 纂B肌酸酐、尿素氮、尿酸等；較低值的則為總蛋白、中性脂肪、ALP、GOT、GPT、CPK、r-GT等。

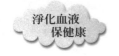

(7) 晝夜值變動較大者

上午值高、夜晚值低的種類有血清鐵、血紅素、血球容積；白天值高的種類有總蛋白、尿酸；夜晚值高的種類則有ALP及澱粉　警央C

(8) 因日期別而變動者

中性脂肪、血清鐵、尿素氮等。

所以要接受血液檢查時，宜儘可能保持安靜，例如在檢查場所辦好掛號手續後，不妨坐在椅子上閉目養神，調整呼吸，使全身鎮靜下來。當然，焦躁地在走廊來回踱步，靠吸菸消除緊張等行為都是禁忌。

此外，為使飲食的影響減至最低程度，最快得在飯後兩小時才能接受檢查。

接受被指定的特殊檢查時，務須遵守所規定的檢查前注意事項。例如，作糖的負荷試驗（調查有無糖尿病的檢查）時，連一滴水都不能喝，而且得在規定的時間前往檢查。

往往有很多人在接受檢查時，對於與前一次的檢查有相當差異的異常值，感到耿耿於懷。此時最好能反省或檢討接受檢查之前的種種狀態。

若發現檢查結果大異於從前，不妨再度調整好檢查條件，重新作一次檢查。

② 血液檢查的判讀方法

(1) 正常值是有彈性的

　　由於檢查方法種類繁多，因此憑藉血液化學所顯示的檢查值不能一概而論，而且其間亦有個別差異，所以即使稍微偏離正常值，亦不能算是異常。

　　試舉簡單的例子來說明。包括紅血球數等的貧血檢查，一般人會隨年齡的增加而傾向貧血；但有關膽固醇及脂質的檢查，則會隨年齡而有上升傾向；至於血壓的值，則隨年齡而有增高傾向。

　　有時，因為不安或緊張引起內分泌系統的異常，也會影響血液的檢查值，稍微接近異常值卻無庸掛慮的狀況也是常有的。

　　對於血液檢查，如不能以彈性的態度去面對，往往會轉移為非常棘手的心身疾病。所以，血液檢查的結果發現有可疑的變化時，宜先與家庭醫生等值得信賴的醫生諮詢，在獲得有關異常值的建議後，再決定往後的方針，輕鬆地接受再檢查或治療。

　　在第一次的檢查中被判為異常值者，在二次檢查時卻被認定無須進行特別治療的情形屢見不鮮。即使被認定須進行治療，只要選定好主治醫生，慢慢治療，多半能夠痊癒。

　　但另有一些人雖然再檢查的結果完全「無恙」，卻仍執著

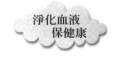

淨化血液
保健康

於第一次被測出的異常值而作繭自縛，一再到各家醫院檢查。甚至每家醫院都診斷其毫無異常了，仍往最壞處去想而無法自拔。

如能理解血液檢查的數值會隨日期別、飲食內容、運動、性別、年齡等，而產生微妙的變動，就不致因每次檢查的數值變化而困擾了，血液檢查的正常值是相當有彈性的。

如今的檢查法已有長足的進步，設備也達相當程度，即使是身體的細部亦可加以診斷。電腦斷層掃描就是最普遍的例子，若再配合動脈造影法，可以非常清晰地掌握動脈的硬化。

(2) 有些癌症可從檢查中早期發現

就血液檢查而言，最近已研發出所謂的腫瘤指標（從癌細胞所分泌出的特殊物質），藉以檢測器官特有的癌症反應，此項方法只須抽血即可測定。

在健康檢查時，只要事先指定此類項目，便能進行該項檢查，有時可以早期發現癌症。

如發現可疑，不妨隔些日子後再作二度、三度的詳細檢查，或對特定的器官作嚴格的檢測，只要能做到早期發現，在癌未轉移前早期治療，通常皆可挽回一命。

(3) 血液檢查的最大目的

從血液所獲得的資訊，可知何種器官含有特別多量的何種

物質,並藉此判斷有何種疾病。

　　若測定出有異常,宜改變身體的條件,例如鬆弛一段時間後,再以平靜的狀態另作檢查,因為由器官所釋出的物質中,有些會受到運動或飲食內容的相當影響,而呈現出異常值。

　　迄今,僅僅在肝臟中就發現了五百種類以上的酶,以及千種以上的反應,欲將此五百種酶逐一加以檢查過於費時,因此只須選擇此器官中最具特徵的檢查項目,再加以類推,通常即可明顯探索出疾病的狀況。

　　事實上,身體有毛病,身體狀況必然會呈現異常,因此血液檢查的最大目的,即在及早發現異常,及早防治病變。

③ 24種危險訊號

1.總蛋白

2.尿素氮(BUN)

3.肌酸酐

4.尿酸

5.總膽固醇

6.良性膽固醇(HDL)

7.中性脂肪

8.GOT

9.GPT

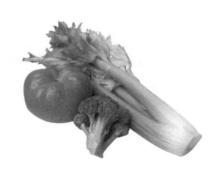

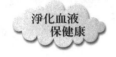
10.澱粉酶

11.乳酸去氫酶(LDH)

12.C-反應蛋白(CRP)

13高半胱氨酸

14.血清鐵

15.鹼性磷酸酶(ALP)

16.r-GT

17.血糖

18.CPK

19.酸性磷酸酶(ACP)

20.紅血球數

21.白血球數

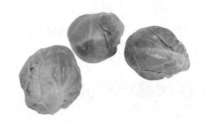

22.血球容積

23.血紅素

24.血壓

　　※以下各種檢查正常值，由新光醫院心臟內科主治醫師洪惠風修訂；其值僅供參考，因為它們會因檢驗所採取的試劑不同而有差異。

(1) 總蛋白

【檢查項目】肝病、腎臟病、糖尿病等

〔正常值〕6.7～8.3（g/dl，公克／公合）

總蛋白檢查，是經由血清（血液的上層清液）檢查血液中的總蛋白量。

總蛋白檢查可作為檢查肝病和各種疾病的診斷，與其他檢查值的動向加以比照，可診斷出是否隱藏有引起代謝異常的疾病或營養是否充分等等。

所謂總蛋白，即白蛋白、球蛋白等血液蛋白之總稱。其中球蛋白和身體的免疫作用有關，所以判讀檢查值時，不可只重視總量的高低，而應正確掌握各種蛋白的值，才能確實了解身體的健康狀態。

〈可疑的疾病〉

‧高時—— 脫水症、多發性骨髓瘤、膠原病、甲狀腺機能低下症、結核、梅毒、白血病等。

‧低時—— 肝硬化（但球蛋白增加）、蛋白喪失性胃腸病、腎臟病症候群、糖尿病、甲狀腺機能亢進症、營養不良等。

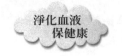

(2) 尿素氮(BUN)

【檢查項目】腎臟病

〔正常值〕8～23（mg/dl，毫克／公合）

主要是作為檢查腎臟病的診斷。

血液中的蛋白質含有多量的氮，只要自其中除掉蛋白，即可測定尿素氮、尿酸、肌酸酐等的非蛋白性氮。

這些非蛋白性氮是身體的廢物之一，各與特定的疾病有關連。其中，尿素氮是所攝取的蛋白質的代謝線最終產物，係燃燒的殘渣，多半由腎臟排泄出去。

因此當腎臟的排泄機能有異時，血液中的尿素氮量即會增加。

尿素氮若增加，可懷疑罹患腎炎、腎病、尿毒症、腎結核等腎臟病，或足以引起排泄異常的前列腺肥大、膀胱癌、尿道結石等疾病。

尿素氮量低時，除可能罹患中毒性肝炎等特殊疾病外，一般不致有大問題。

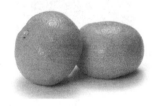

(3) 肌酸酐

【檢查項目】腎臟病、肌肉疾病等

〔正常值〕（男）0.8～1.3（女）0.6～1.1（mg/dl，毫克／公合）

主要是用以檢查腎機能。

肌酸酐在肌肉的熱量代謝上具有極重要的作用，其代謝的殘留物經由腎臟排泄出去。

肌酸酐是被排泄於尿中，故不致在血液中增量，但如作為腎臟過濾裝置的腎小球出了問題，血液中的肌酸酐量則會增加。

當肌酸酐量居高時，可疑的疾病為腎小球體的障礙、腎不全等。因腎臟病所造成的肌酸酐量之增加，不如腎機能低下時所增加者為多，所以血液中肌酸酐量之檢查，亦可稱為腎臟「老化度的檢查」。

此外，肌酸酐尚可作為肌肉代謝方面的指標。當肌酸酐值高時，可懷疑患有重症肌無力症、肌萎縮性側索硬化症、肌肉營養不良症等肌肉的疾病。

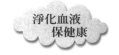
(4) 尿酸

【檢查項目】痛風

〔正常值〕（男）3.8～7.5（女）2.4～5.8（mg/dl，毫
克／公合）

如前所述，尿酸是血液中的廢物，如嘌呤攝取過多，或過
食，或腎臟有障礙時，其值會增加；但若有腎障礙，其在血液
中的殘留率比尿素氮和肌酸酐為低。

尿酸值高時，首先被憂慮的疾病即痛風，這是由於凝固的
尿酸卡在關節上，引起發炎所造成的。而它的主因是過食，所
以以往被稱為「帝王的疾病」，且較常發於男性身上。

由於尿酸是和尿一起排泄，而不隨汗水排泄，因此當多量
發汗而尿量減少時，其濃度即增加。據統計，運動選手和肉體
勞動者的尿酸值偏高，其原因即在於此。

此外，會合併有高尿酸值的疾病尚有腎炎、尿毒症、溶血
性貧血、白血病、肺炎等。

(5) 總膽固醇

【檢查項目】動脈硬化、高血壓等

〔因人而異〕120～200（mg/dl，毫克／公合）

在接受健康檢查的人之中，許多人一聽到膽固醇，就當它
是「罪魁禍首」。然而一如前述，膽固醇圍繞著細胞並加以保

護，而且是調節物質出入的活體膜之重要成分，也是形成各種荷爾蒙的重要物質。

總膽固醇無論過高或過低都不理想。

在飲食方面，經常食用高卡路里、高脂肪食品被認為易招致高膽固醇血症。但是，只要食物中的膽固醇不是很大量的話，即不會造成高膽固醇血症。

〈可疑的疾病〉

・高時──　動脈硬化症、高脂血症、高血壓症、腎病症候群、甲狀腺機能低下症、糖尿病、閉塞性黃疸等。

・低時──　甲狀腺機能亢進、肝障礙等。

(6) 良性膽固醇(HDL)

【檢查項目】動脈硬化等

〔正常值〕40～60（mg/dl，毫克／公合）

血液中的膽固醇等脂質，按比重之不同，又分為HDL（高密度膽固醇，通稱「良性膽固醇」）和LDL（低密度膽固醇，通稱「不良膽固醇」）。

其中，HDL據研究，具有除去粥狀硬化膽固醇的作用，因此即使在血液檢查時總膽固醇值略微多一些，但只要HDL膽固醇值高，不但並無大礙，當HDL大於60以上時，有人認為這是

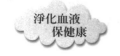

一種「長壽症候群」。

另外，運動與適量的飲酒，會使HDL的值增加。唯相當遺憾的是，HDL只對心臟的冠狀動脈等的中大動脈發生作用，對於腦血管之類的細小動脈沒有多大影響。

(7) 中性脂肪

【檢查項目】肥胖、動脈硬化等

〔因人而異〕40～200（mg/dl，毫克／公合）

前面提過，砂糖、水果等的果糖易變化為中性脂肪；飲酒過量會增加中性脂肪；米飯等澱粉與中性脂肪的增加不太有關係。

進餐後中性脂肪會呈現高值，因此欲測定時，須先禁食六小時以上。

中性脂肪主要是食物中的糖分（砂糖、果糖、澱粉等碳水化合物），在肝臟裡被造成容易貯存的能源形態。

中性脂肪本來是以正當的能源存在於血液中，但如果過剩，則會變成皮下脂肪，導致肥胖。

〈可疑的疾病〉

‧高時——肥胖、動脈硬化症、糖尿病、脂肪肝、痛風、腎臟病症候群、急性胰臟炎等。

‧低時——甲狀腺機能亢進症、肝功能障礙等。

(8) GOT

【檢查項目】肝臟病、心臟病等
〔正常值〕8～35（mU/ml，千分之一單位／毫升）

GOT(Glutamic Oxaloacetic Transaminase)是促使細胞活性化的一種酶，多量存在於肌肉（心臟和骨骼肌）或肝臟的細胞裡。

若心臟或肝臟發生障礙，細胞遭到破壞，GOT即流入血液中，所以GOT值高時，可能有心臟病、肝臟病之虞。

GOT與後述的GPT是需同時進行的檢查，目的在檢測出異常值的原因。一般而言，心臟病的GOT值高，肝臟病常合併GPT值高。

GOT值高時，可疑的疾病包括心肌梗塞、肝硬化、肝炎、骨肉瘤。

(9) GPT

【檢查項目】肝臟疾病等
〔正常值〕3～35（mU/ml，千分之一單位／毫升）

GPT(Glutamic Pyruvic Transaminase)與GOT一樣，同為促使細胞活化的酶之一，多量存在於肝臟的細胞中。

因此一旦肝臟發生障礙，細胞遭到破壞，GPT即流入血液中，而呈現高值。

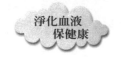

　　肝臟有障礙的同時，GOT會呈現高值，但肝臟的GPT量如呈壓倒性的多量，則其流入血液中的量亦多，故GPT值是診斷肝臟病的利器。

　　有肝臟病時，通常GPT會比GOT高值，可是像肝硬化般係經漫長歲月所導致的肝障礙，有時GOT值反而會較高，而酒精性肝病也常是GOP比GPT高。

　　GPT低值時，當然無庸憂慮；但如高值時，可疑的疾病包括肝炎、肝硬化等的肝臟病，尤其是急性肝炎，會呈現異常的高值。

(10) 澱粉酶

【檢查項目】胰臟病等

〔正常值〕　120～400（mU/ml，千分之一單位／毫升）

　　據調查，關於胰臟的疾病有增加的趨勢，而澱粉酶的測定是判斷有無胰臟病的簡便手段。

　　由胰臟、唾液腺所分泌的澱粉酶，是胰臟裡所包含的多種消化酶之一種，肝臟、心肌、輸卵管等裡亦含有此種澱粉酶。

　　除了從血液以外，亦可由尿液中測定澱粉酶。若為急性胰臟炎，則發病後血液澱粉酶的值會急遽上升（二到七天會恢復正常值），而尿澱粉酶是持續較久長的異常值，所以對判斷胰臟有無障礙助益甚大。

〈可疑的疾病〉

・高時——　急性胰臟炎（發病後數小時至24小時後會異
　　　　　　常急遽地上升）、急性膽囊炎、流行性腮腺
　　　　　　炎、腎不全等。

・低時——　肝炎、肝硬化、惡性腫瘤、糖尿病等。

(11) 乳酸去氫酶(LDH)

【檢查項目】心臟病、惡性腫瘤等

〔正常值〕170～370（U，單位）

LDH(Lactic Dehydrogenase)是乳酸去氫酶，乃促使細胞活性化的酶之一。

LDH在心肌、腎臟中含量最多；其次依骨骼肌、胰臟、脾臟、肝臟、肺的順序亦含有LDH。因此只要這些臟器的細胞受到破壞，LDH即流入血液中，而使LDH值升高。

當LDH值高時，應懷疑可能存在與此等臟器有關的疾病。這些疾病包括心肌梗塞、病毒性肝炎、中毒性肝炎、惡性腫瘤、白血病、肺梗塞、胰臟炎、進行性肌肉營養不良症、膠原病、惡性貧血等。

若心臟、肝臟等臟器沒有病變，但只有LDH高時，通常都懷疑此兩器官可能有惡性腫瘤，所以宜與GOT、GPT等的檢查值一併作診斷。

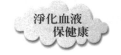

(12) C-反應蛋白(CRP)

【檢查項目】心臟病、感染症等

〔正常值〕＜0.3（mg/dl，毫克／公合）

CRP，傳統上是用來檢驗身體中是否有發炎的現象。以往都是在發燒感染的患者檢驗用的。但是，近年研究發現，心肌梗塞的患者，若是CRP值愈高，危險性就愈高。CRP的值若是屬於前25％（＞1.01mg/dl）時，得心臟病的危險是最低25％（＜0.16mg/dl）的人的3.68倍。也有許多研究認為，心臟的血管發炎之後造成粥狀硬塊破裂，產生心臟病的急性發作。而發炎程度的高低，就與CRP值息息相關。

對一般人來說，即使沒有心臟病，CRP值的升高，則代表了日後罹患心臟病的機率增高。因此，在做檢查時，應該注意這個結果。

(13) 高半胱氨酸(Homocysteine)

【檢查項目】心臟病

〔正常值〕4.45～12.42（umol/L）

高半胱氨酸(Homocysteine)是一種氨基酸，可以刺激動脈硬化的產生。

當高半胱氨酸過高時，罹患心臟病的機會就會明顯的升高。所以，當高半胱氨酸過高時，應該要積極去處理。

治療與改善的方式很簡單，只需要使用大量的維生素B_6、維生素B_{12}，及葉酸，即可以降低高半胱氨酸產生的危險。

(14) 血清鐵

【檢查項目】肝臟病、貧血等

〔正常值〕（男）50～200（女）40～180（mg/dl，毫克／公合）

血清鐵的檢查，和GPT及r-GT相同，都是用以檢查肝機能，也是迄最近才普及化的檢查方法。

血液的血紅素和血清（血液的上層清液）中含有鐵分。其間，血清中的鐵分稱為血清鐵。

鐵，包含於鐵蛋白或血鐵質的色素裡面，貯藏在肝臟或脾臟中。

因此肝臟等器官發生障礙時，被貯藏的鐵分即從遭破壞的細胞流出於血液中，血液中的血清鐵隨之增加。

〈可疑的疾病〉

・高時——惡性貧血、再生不良性貧血、急性病毒性肝炎等。

・低時——缺鐵性貧血、膠原病等。

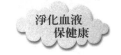
(15) 鹼性磷酸酶(ALP)

【檢查項目】肝臟病、骨頭疾病等

〔正常值〕 100～280（mU/ml，千分之一單位／毫升）

ALP（鹼性磷酸酶）是幾乎包含於一切臟器、組織中的一種酶，其中，骨頭、小腸粘膜上皮、肝臟、膽管（膽汁通路）、腎尿細管等裡頭含量較多。

若這些臟器、組織產生異常，ALP會流出於血液中而呈現高值；唯ALP按其所存在場所之不同，其性質也互異，所以需查明各種別的增加量，才容易判斷病因。

例如，α-ALP會在肝臟病時增加，至於β-ALP則是在骨頭有疾病時增加。

ALP高值時，應懷疑可能罹患肝臟病、肝臟癌、膽結石等與肝臟有關的疾病，以及骨肉瘤、佝僂病、骨軟化症等的骨頭疾病，和副甲狀腺機能亢進症等。

此外，骨頭發育較旺盛的乳幼兒以及孕婦等，其ALP值亦會升高。

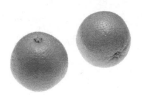

(16) r-GT

【檢查項目】肝臟病等

〔正常值〕（男）60（女）30以下（mU/ml，千分之一
　　　　　　單位／毫升）

r-GT主要是為了檢查肝機能。

r-GT(r-Glutamyl Transpeptidase)是與細胞活性有關的一種
酶，存在於肝臟等器官中。

所以肝臟有障礙時，r-GT會流出於血液中，其值隨之上
升。

高值時，可疑的疾病有急性和慢性肝炎、肝硬化、肝臟
癌、膽結石、酒精性肝病等。

經常攝取酒類，r-GT會在肝細胞內增加，並流出於血液中
而呈現高值。

比起GOT、GPT、ALP等酶，r-GT對酒精的反應更為敏
銳，因此被作為檢查有否因飲酒而產生障礙的指標。

另外，心肌梗塞時，r-GT亦會上升。

(17) 血糖

【檢查項目】糖尿病等

〔正常值〕（空腹時）70～110（mg/dl，毫克／公合）

主要是用以檢查糖尿病。

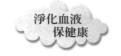
　　所謂血糖，即指血液中的葡萄糖；血糖過剩增加的狀態，稱為高血糖。

　　血糖增加時，由胰臟的胰島所分泌的胰島素即進行調整作用，以維持適當的血糖量。若這部分的機能低落，胰島素分泌不足，就會造成糖尿病。

　　糖尿病會成為各種疾病的導火線，如被診斷為糖尿病，切勿自作主張，務須遵從醫師指示，正確施行飲食療法。

　　血糖低時，須考慮可能是胰島素分泌過盛，或提高血糖的荷爾蒙不足所造成的。

　　常聽人說尿裡有糖，的確，在高血糖狀態下，糖分會多量流入尿中（尿糖），所以能憑試紙作一定程度的判斷。

(18) CPK(Creatin Phosphokinase)

　　【檢查項目】肌肉疾病、心臟病等

　　〔正常值〕（男）10～140（女）10～110（mU/ml，千　　　　　　　　分之一單位／毫升）

　　此項檢查主要是用以查明肌肉的疾病。

　　CPK是Creatin Phosphokinase的簡稱，為酶之一種，包含於骨骼肌或心肌、平滑肌等肌肉及腦部，一般而言，肌肉有異常疾病時，會呈現高值。

　　若高值時，應懷疑可能罹患進行性肌營養不良症或心肌梗

塞等。

　　通常男性比女性高值，但隨著年齡的增加，女性有比男性高值的傾向。

　　有時，平日不慣運動的人一旦作了激烈運動，也會產生異常值。

　　除此之外，骨肉瘤或骨髓瘤等疾病有時會影響骨骼肌，而使CPK呈現高值。

(19) 酸性磷酸酶(ACP)

　　【檢查項目】前列腺癌、骨頭疾病等

　　〔正常值〕7以下（mU/ml，千分之一單位／毫升）

　　ACP（酸性磷酸酶）是多量含蓋於前列腺的酵素，被利用來作前列腺癌的診斷。

　　前已述及，磷酸酶依其酸鹼性質，可分為酸性磷酸酶及鹼性磷酸酶兩種。

　　雖不能與在前列腺的含量相較，但在腎皮質、腎髓質、大動脈中膜、腦、小腸粘膜、肝臟、睪丸、視神經等處，亦有酸性磷酸酶存在。

　　ACP呈異常高值時，首應懷疑有罹患前列腺癌之虞，尤其癌已轉移至骨頭時，其值會相當高。

　　其他可疑的疾病尚包括向骨頭和肝臟轉移的癌、多發性骨

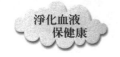
髓瘤、骨肉瘤、白血病、肝炎、肝硬化、前列腺炎及睪丸炎
等。

(20) 紅血球數

【檢查項目】貧血等

〔正常值〕（男）430～570（女）380～500×104（一
　　　　　厘米3次方）(mU/mm)

紅血球數是和血球容積、血紅素等一併作爲檢查貧血之有
無的方法。

紅血球擔任對身體細胞輸送氧氣的重要作用。因此一旦紅
血球數不足造成貧血時，理應普遍存在於細胞的氧氣便呈缺乏
狀態。

經血液檢查而判斷爲貧血時，須查明究屬何種貧血及其原
因爲何。

貧血包括缺鐵性貧血、溶血性貧血（紅血球容易潰壞）、
再生不良性貧血（形成血球的骨髓機能異常）、巨紅芽球性貧
血（由於維生素B_{12}不足等未熟型紅血球過多的狀態）、外傷及
手術和胃潰瘍等所造成的出血性貧血等，在治療上須了解其種
類才行。

紅血球數異常多量時，稱爲紅血球過盛症，極易形成血栓
（血塊）。

(21) 白血球數

【檢查項目】白血病、貧血等

〔正常值〕3300～9000（一厘米三次方）(/mm)

白血球的重大任務是和細菌或異物戰鬥並予以殺傷。

因此，當身體中有發炎或有細菌侵入時，血液中的白血球數會增加，故可作為血液疾病或感染性疾病的指標。

同時，白血球易受各種因素影響，所以數值常產生變動。例如，進用食物其數值即發生變化，據報導，攝取蛋白質食物後，其數值會上升。

白血球數在上午時是維持安定的低值，午後則逐漸增加，到夜半呈最高值。

〈可疑的疾病〉

‧高時—— 白血病、感染性疾病、惡性淋巴腫、心肌梗塞等。

‧低時—— 再生不良性貧血、巨紅芽球性貧血、放射線障礙等。

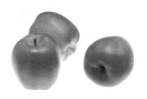

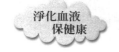

(22) 血球容積

【檢查項目】貧血等

〔正常值〕（男）42〜53（女）37〜47（％）

血球容積是與紅血球數、血紅素等一併作爲檢查有無貧血的方法之一。

所謂血球容積，是將紅血球在一定的血液容積中所占的比例，用百分比（％）加以表示。

透過血球容積，可了解血液的濃淡之值，如太濃，則爲紅血球過盛症；如太淡，則是貧血。

通常女性的血球容積較男性的值低。

新生兒較高值，出生一年後則漸減，然後又增加，迄11到15歲，會到達成人的數值。

另外，血球容積值在白天較高、夜間較低；冬天較高、夏天較低。

(23) 血紅素

【檢查項目】貧血等

〔正常值〕（男）13.5〜17.5（女）11.5〜15.0（g/dl，克／公合）

血紅素存在於血球之中，其作用是運送氧氣至體內各臟器，再將不用的二氧化碳搬運至肺部，進行氣體交換。

血紅素與氧氣結合時呈鮮紅色，與二氧化碳結合時則呈暗紅色，因此血紅素又稱爲血色素。貧血時，紅血球數會減少，血液的色澤則變淡。

在正常的紅血球內存在著：血紅素A（Hb.A，占大部分）、胎兒性血色素(Hb.F)、血紅素A2(Hb.A2)等三種血紅素。通常，成人的紅血球中若出現Hb.F的異常，則稱爲地中海型貧血。

除各種貧血症之外，還有白血病等的血液疾病，其血紅素都會減少。當然，大量出血時血紅素亦會劇減。

(24) 血壓

【檢查項目】動脈硬化、成人病等

〔正常值〕 最高130以下，最低85以上(mm/Hg，毫米汞柱)

一般而言，血壓的判定是根據世界衛生組織(WHO)的基準：1999年所訂標準爲，正常血壓值爲小於130/85；正常上限血壓值爲130~139/85~89；高血壓值爲140/90以上。

一般認爲血壓易受遺傳及環境因素左右，環境因素包括飲食，尤其是食鹽的攝取量，以及肥胖、飲酒習慣、壓力或其它生活習慣等。血壓會隨緊張和不安感等而上升，所以檢查時務必放鬆。

此外，高血壓分爲原發性高血壓及續發性高血壓兩種，其

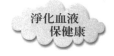

淨化血液
保健康

中，後者是因為疾病的發生才引起的高血壓。

(25) 我生病了嗎？

在接受血液檢查後，讀者如果懷疑或擔心自己患有某種疾病時，請閱讀前文各檢查項目的注意事項，再與自己的血液檢查結果仔細對照，就可以找出可能危害健康的原因。當然，本表僅供參考，還是必須以醫師的診斷結果為主。

檢查項目與可能罹患疾病對照表

疾病名稱	檢查項目編號
心臟病	8、11、12、13、18
肝病	1、8、9、14、15、16
腎臟病	2、3、4
胰臟病	10
動脈硬化	5、6、7
糖尿病	17
肥胖	7
貧血	14、20、22、23
痛風	4
肌肉疾病	3、18
惡性腫瘤	11
骨骼疾病	15、19
排泄系統疾病	2

※數字「1」即第1項檢查

第**4**篇

心血管疾病輪不到你

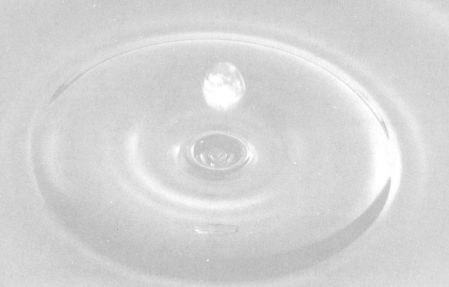

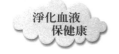
1 動脈硬化很危險

　　到底應該如何才能預防動脈硬化、防止血管老化呢？此處將列舉動脈硬化的危險因子，探討其危險度，以及一些預防的方法。

　　動脈硬化的危險因子有：

- ‧高血壓。
- ‧高膽固醇。
- ‧吸菸。
- ‧過氧化脂質。
- ‧壓力。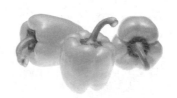
- ‧運動不足。
- ‧遺傳。
- ‧肥胖。
- ‧糖尿病。
- ‧性格。
- ‧高尿酸血症（即血液中尿酸過多的狀態）。

　　危險因子越多者，而且自年輕時代起就有以上各症狀者，其血管老化嚴重的可能性越高，所以腦中風、心臟病的危險性亦越高。

　　因此，減少這些危險因子是保護血管的首要關鍵。

(1) 誰是高血壓危險群？

　　從各種實驗和疫學調查發現，高血壓會促進動脈硬化，而動脈硬化持續下去，又會造成高血壓惡化，如此惡性循環的結果，終會導致身體健康崩潰。

　　高血壓持續日久，會使血管的損傷更惡化，助長動脈硬化。因此若經醫生診斷爲血壓過高時，宜儘速改善生活習慣，使血壓降低。

　　對於高血壓，必須有幾項基本認識。

　　血壓測定的結果，如果僅一兩次血壓稍高，未必是病徵，因爲血壓會隨著時間及場所起變化，不能僅憑一次的血壓測定，就認定罹患高血壓而憂心忡忡。而且，壓力會使血壓上升，有重大憂慮事件，或感覺強烈焦躁、非常緊張時，血壓往往會大幅上升，如在此時測量血壓，當然會比平常高出許多。

　　醫學上有個有趣的名詞，叫做白衣服的高血壓(White Coat Hypertension)，就是指有些特別的病人，只要到了醫院裡面，看到了穿白衣服的醫生或護士小姐（或許長得像鍾楚紅），就會緊張起來，血壓也就高了。但是在家中呢，血壓卻十分正常，這一類的高血壓並不需要治療，只需規則地量血壓，而且在家中的血壓正常即可。

　　最重要的是，不使壓力處於持續狀態，並且千萬勿因一次的測定而擔憂。此外，做運動也會使血壓上升，根據實驗結果得知，中小學生們進行一百公尺賽跑時，血壓可上升至180左

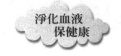
右。

　　然而，若爲高血壓家族疾病患者（雙親、兄弟等有多數人
罹患高血壓的家族），即使天天從事慢跑運動，高升的血壓仍
不易降至常態。所以在這種家族中，年輕時就被診斷爲高血壓
症患者的不在少數。

　　所以檢視自己的家族（親兄弟），了解體質上是否有高血
壓的危險傾向，是不容坐視的事。

　　在以往（1992年以前），血壓的判定是以世界衛生組織
(WHO)的基準爲標準，收縮壓在160以上，舒張壓在95以上
者，被認爲是高血壓；收縮壓在140以下，舒張壓在90以下
者，則被認爲是正常血壓；介於這兩者之間的，稱爲境界性高
血壓。

　　但依據近年來許多研究報告，上述的血壓值仍然嫌太高，
因此1993年在美國的第五屆國家高血壓治療報告上(JNCV)，
將高血壓的定義又做了修正。

　　新的定義如下：收縮壓大於140，舒張壓大於90是高血
壓；收縮壓小於130，舒張壓小於85是正常；介於這兩者之間
的，稱爲正常的上限(High normal)。

　　根據調查，介於正常與異常間的正常上限者相當多，其在
未來轉變爲眞正高血壓患者的危險性很高，須特加留意。

　　到了1999年，世界衛生組織(WHO/ISH)又做了進一步的修
正。正常血壓原則上以130/85爲標準，但依年齡、糖尿病、抽

菸、高血脂、遺傳因素之有無，或是是否已有中風、心臟病等
因素而做更嚴格的調整。

(2) 高鹽分＝高血壓

　　經常性高血壓的人還要注意高血壓的誘因之一──鹽分，
不可攝取過多。

　　我們經常會在無意間吃下含鹽量很高的食品（見100頁表
格），其實一個人一天只要攝取大約5到10公克的鹽分就已經足
夠，過多的鹽分反而會導致血壓上升。

　　此處也列舉日常生活中減少鹽分攝取過多的要訣：

1. 淡味醬油和薄鹽醬油切勿混淆，淡味醬油的鹽分高，
   這是許多人常忽略的事。
2. 火鍋類的湯類最好用開水烹調，以事先調妥味道的湯
   頭加進火鍋，雖然非常鮮美，但鹽分含量卻偏高，如
   用開水煮食，自己調味，就能隨己意調節用鹽量。
3. 吃水煮蛋、西瓜時不要再灑鹽；餐桌上避免擺放鹽
   瓶，養成不灑鹽吃水煮蛋、水果等的習慣。
4. 作為佐酒菜的花生米以帶殼的較理想；加工食品通常
   含較高鹽分。
5. 做飯糰時，避免再抹鹽。
6. 烤年糕或魷魚時，不要再沾醬油。

以上所列只是極其微小的一部分，其實只要稍微下點兒工

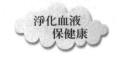
夫，鹽分攝取量就可獲得相當的控制。

　　同時，在進餐之前嗽嗽口，使舌頭表面清潔，對減少鹽分攝取量也有莫大助益，因為舌頭越敏感，愈能覺察到鹹味。一流廚師之所以少有人抽菸，即在於他們相當保護掌管味覺的舌頭。

笑一笑，讓血液放輕鬆

到那裡

有一位很辣的美眉打行動電話叫車
車行：「這裡是某某車行，有什麼需要我為您服務的嗎？」
小姐：「我要叫一台車。」
車行：「請問您穿什麼衣服？」
小姐：「紅色迷你連身裙。」
車行：「到那裡？」
小姐：「到大腿。」
車行：「@#$%&*……」

(3) 喝小酒可增加良性膽固醇

血液中的膽固醇量增多，易引發動脈硬化，已是公認的定論。不過為避免減少「良性膽固醇」以及增加「不良膽固醇」，檢討生活習慣至為重要。

「良性膽固醇」減少的原因有以下各項：

・吸菸過多。

・砂糖或含多量果糖的水果攝食過多。

・動物脂肪食品攝取太多。

・肥胖。

・運動不足。

・壓力。

至於增加「良性膽固醇」的方法是，適量飲酒（以每天不超過20公克之酒精為宜）或適度運動。也有學者主張多吃維生素E或適量攝取亞油酸等不飽和脂肪酸的食物。

「不良膽固醇」若是在血管道路上隨便丟棄垃圾（膽固醇）的大卡車，則「良性膽固醇」恰如撿拾垃圾並將其送往肝臟的清潔車。

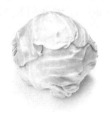

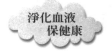
常吃食物的含鹽量

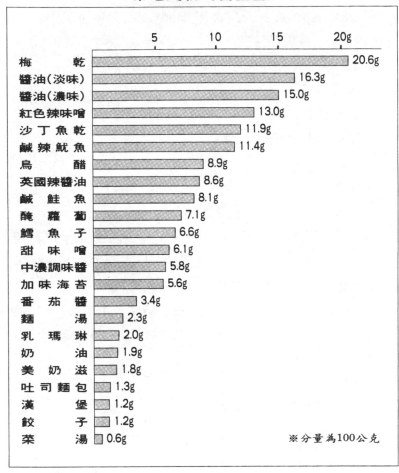

	5	10	15	20g
梅　　　乾				20.6g
醬油(淡味)			16.3g	
醬油(濃味)			15.0g	
紅色辣味噌		13.0g		
沙丁魚乾		11.9g		
鹹辣魷魚		11.4g		
烏　　　醋	8.9g			
英國辣醬油	8.6g			
鹹　鮭　魚	8.1g			
醃　蘿　蔔	7.1g			
鱈　魚　子	6.6g			
甜　味　噌	6.1g			
中濃調味醬	5.8g			
加味海苔	5.6g			
番　茄　醬	3.4g			
麵　　　湯	2.3g			
乳　瑪　琳	2.0g			
奶　　　油	1.9g			
美　奶　滋	1.8g			
吐司麵包	1.3g			
漢　　　堡	1.2g			
餃　　　子	1.2g			
菜　　　湯	0.6g			

※分量為100公克

(4) 吸菸的不利影響

動脈硬化的第三個危險因子是吸菸。

香菸與肺癌有關，不僅吸菸者本人受害，二手菸也會危及周圍的人，這項統計一經發表，立即引來社會大眾極度的關切。

自古以來，香菸即被認為「有百害而無一利」，但是吸菸究竟是如何導致動脈硬化呢？

根據研究發現，原來香菸中的尼古丁和一氧化碳會侵入人體血液中，尼古丁會使血管收縮，導致血壓隨著上升，而血壓上升正是動脈硬化的元凶。

此外，一氧化碳會和血紅素結合，使氧氣不足或增加過氧化脂質，造成動脈硬化。據研究，一天抽20支以上香菸的人，因心肌梗塞而致命者為一般人的3倍之多。而若以統計數字來看，每抽一支菸，壽命會減少17分鐘。

香菸對胎兒的不利影響也是眾人皆知。從分娩時臍帶動脈所作的檢查結果顯示，有吸菸習慣的母體的臍帶動脈，都呈現顯著的動脈硬化，而一氧化碳正是其重要的肇因。

若臍帶動脈硬化，胎兒即無法充分獲得營養，發育自然受影響，尤其危險的是，它不利於胎兒的腦部發展。

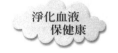

(5) 速食麵・速「死」麵

前面章節所列的過氧化脂質，係屬老化物質之一種。

過氧化脂質是脂肪異常氧化的狀態，亦可解釋爲植物油腐敗的狀態。據實驗證明，過氧化脂質會損傷血管、促使膽固醇沉澱於血管壁，造成動脈硬化。

在香菸或汽車等的排氣中，以及日光照射過的小點心類（西點類、馬鈴薯片等）或油炸物、速食麵等油類的加工食品、燻製品或乾物中，均含有多量過氧化脂質，它會不斷地貯藏在身體血管中，導致動脈硬化。

所以，店裡存放太久的速食麵必須加以留意。同時在家庭中宜謹愼保存油製食品，放在陰涼的地方，避免日光直射。

(6) 壓力的恐怖後果

壓力過大或運動不足也是動脈硬化的危險因子。會造成粥狀硬塊破裂。

精神上的焦躁感或持續的緊張，會使血壓升高；同時，造成血管障礙的機率亦高，且會誘發膽固醇的沉澱。

一項針對考試中的學生所進行的壓力調查（爲了使壓力增幅，特地提示較困難的問題），結果顯示其膽固醇值上升。

另外，據觀察顯示，競爭心愈強的人，其膽固醇愈高。有時壓力會誘發內臟機能的異常，影響消化液的分泌，而成爲潰瘍和癌症的誘因。

一般而言，壓力纏身時食慾會減退，逐日消瘦，但有部分人則相反，會在無飢餓感的狀態下不斷地進食而日漸肥胖，殊不知「藉酒澆愁」或「為解悶而吃」都同樣會招致惡果。壓力再加上肥胖，對於動脈硬化是雙重的促發劑。

(7) 職業駕駛易患心肌梗塞

曾提過，過度運動會對人體造成太大的壓力，但是運動不足不但會造成肥胖，還會減少血液中的「良性膽固醇」，阻礙血液的循環，且增加膽固醇等脂肪。

例如長期採坐姿而壓力負荷甚大的公車或火車駕駛員，比經常在車內穿梭的車掌更易罹患心肌梗塞，其機率甚至高出3至4倍。曾有位駕駛員由於長期負荷壓力以致胃潰瘍，在開車中途突然因胃穿孔（胃壁穿孔）而陷入休克狀態，結果將車子撞入鄰近的住屋中。

胃穿孔是因為黏膜面的血管反覆發生破裂所引起的，因此該駕駛員才會在不知不覺中肇發如此重大的事故。同樣地，由於腦血管破裂或心肌梗塞所引發的事故，也是層出不窮。

(8) 最有效的壓力消除法

在競爭如此激烈的現代社會裡，想避免壓力談何容易？

但無論如何，尋求適合自己的壓力消除法非常重要。其中最普遍也最有效的壓力消除法就是睡眠，在恰當的時間，縱然

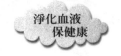

只是小睡一會兒亦收效宏大。

　　睡眠，是進行各類活動的活力來源，但因失眠而苦惱的人非常多。

　　其實如果白天的活動充分，身心都處於疲勞狀態，理應能自然入眠。若不幸缺乏睡眠或未能熟睡時，情緒會顯得焦躁、皮膚則會粗糙，血管亦呈緊張狀態，長期如此必定會未老先衰。

　　在入睡之前，不妨刻意製造鬆弛的狀態，使腦部放輕鬆。相反的，過熱的泡澡、重大的刺激，或因觀賞電視節目而產生共鳴等，都會對睡眠不利。

　　此外，就寢前切勿飲食，尤其茶和咖啡是禁忌品，不過喝點牛奶或甜酒則有幫助。

　　至於睡眠時間的長短，並無特定基準，有些人睡眠時間縱使短，但只要熟睡，便沒有大礙，醒來時覺得神清氣爽，就已經達到消除壓力的目的了。

　　對睡眠來說，最重要的是環境。理想的枕頭高度在5到8公分之間，因為此一高度不致造成肩膀痠痛或頸部疲勞，有助於放鬆肌肉，消除疲勞。

　　寢具方面，墊被要硬，蓋被則要輕，因為蓋被如果太重，心臟會受到壓迫。至於睡眠時則避免採仰臥姿勢，最好腿部和背部略微弓起，以使肌肉能自然放鬆。

　　接著，奉勸各位泡泡澡，但是絕對避免使用過熱的水，尤

其是血壓高的人，浸泡在太熱的水中易使血壓激烈上升。而且在浸泡之前，記得先將距離心臟較遠的手、足等處用熱水沖淋一番。

(9) 走出遺傳的陰影

在引起動脈硬化的危險因子中，最難克服的是遺傳因素。

通常，高血壓和糖尿病都受遺傳影響，回溯祖先的病史可發現連續幾代都死於同一種疾病。

最不可思議的是，同一族的人在到達同一年齡層時，常有很多人會罹患同一種疾病。

以高血壓為例，雙親若患高血壓，其子女到40歲以上時，有80％也會罹患此病。

根據更詳盡的探討，構成血管壁的平滑肌、血管中脂肪殘留的情況，以及血管的形態等，凡與動脈硬化有關的各種條件都會受到遺傳的影響。雖然這並不表示家族裡的每一成員都會罹患動脈硬化，但家族病史往往是體質與生活習慣的反應指標。

此外，不可忽略的是高血壓也深受家庭環境的影響，畢竟同處一個家庭，彼此的生活模式及飲食習慣等勢必約略相同。在父母喜歡鹹食的家庭中，孩子們自然也偏好鹹味。

所以，了解自己潛在的體質後，即應檢討生活習慣，特別是飲食習慣，以使能儘量減少動脈硬化的危險因子。

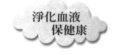

(10) 終結「死亡五重奏」──減肥

肥胖不是病,但如果經年累月處於肥胖狀態,則骨頭、肌肉、韌帶、關節等身體的各結構組織,勢必會承擔較重的負荷,而且心臟的負擔也會加大。那些積存下來的脂肪不但會增加血液中的膽固醇或中性脂肪,也會嚴重損傷血管,導致動脈硬化。

一般而言,比標準體重重20%以上的肥胖者,比起重10%以下的人,罹患高血壓的機率高出8倍之多;同時,如肥胖程度減少10%,則其狹心症或心肌梗塞的發病機率,會減少20%。反之,體重增加10%,其發病機率則增加30%。這些都是業經證明的事實。

在近來的醫學上有個十分熱門的話題,就是有人認為肥胖的病人常同時合併高血壓、糖尿病、血脂肪異常,而這些均是因為細胞對胰島素的反應不良(Insulin Resistance)所引起的。

這五種合併的現象,即肥胖、高血壓、糖尿病、血脂肪異常、胰島素反應不良,近來稱為「新陳代謝症候群」,更有人稱它為「死亡五重奏」。因為這五種問題各別均會造成血管問題,合在一起就更不得了。

至於要如何終結這「死亡五重奏」呢?最重要的方式就是減肥,一旦減肥成功,有時其他四種狀況也會不藥而癒。

肥胖的最大原因不外乎是飲食過量。因此減肥之道首在於控制飲食量,其中以減少晚上的應酬最有效。

　　因為人類的生活形態原是「白晝型」，早上和中午各種荷爾蒙的運作十分活潑，所攝取的食物能被燃燒的比率相對增高，可是晚餐則多半被儲存下來。

　　標準體重的計算方法很多，若依行政院衛生所建議的計算公式是：

男性：62＋（身高－170）×0.6（公斤）
女性：52＋（身高－158）×0.5（公斤）
依黃伯超教授提供的公式是：
男性：（身高－80）×0.7（公斤）
女性：（身高－70）×0.6（公斤）

　　體重超出標準體重20%以上的人，遲早會罹患成人病，所以最好減少「晚上的應酬」，晚餐維持七分飽的程度即可，而且，最重要的是必須限制高熱量的飲食。

(11) 糖尿病對血管造成的損傷

　　其次說明糖尿病對血管的危害。

　　隨著糖尿病的檢診機會日益增加，目前已統計出五人之中就有一人具備糖尿病的素質。由此可見糖尿病患者之多、遠遠超出我們的想像。

　　糖尿病與肥胖、高血壓、高血脂症（膽固醇、中性脂肪之增加）同時併發的比率非常高，如前所述之「新陳代謝症候

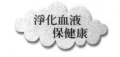

群」。其中肥胖經常和「良性膽固醇」的低下、中性脂肪的增加等脂質代謝異常一起併發，這些疾病都會對血管造成莫大傷害。

也有學者認為，糖尿病會使動脈硬化提早10年進行。吸收糖分或利用糖分作為熱能來源的代謝作用，必須依靠胰島素功能，若不充分，血液中的糖分即會過剩，而由尿中排出糖分，造成所謂的糖尿病。

因此，配合自己能分泌的胰島素來進食，血液中的糖分就不會過剩，所攝取的食物也就能有效地被利用。無論如何，罹患糖尿病時，務必遵照醫師的指示進行正確的飲食療法。

(12) 那種性格的人易患心臟病？

在複雜的現代社會，並非人人都能獲得充分的滿足感，過充實的生活。不過大多數人依舊能肯定現狀、面對現實。

然而一些競爭心強烈、無暇安排休閒活動、一味埋頭苦幹，而總在與時間競賽的人，亦即屬攻擊性性格的人，可說正踏在動脈硬化的捷徑上。可見老是在承擔壓力而無滿足感的人，易在血管方面發生障礙。

凡是工作狂或夫婦經常齟齬、對工作不滿、慾求不滿、常與同事競爭的人，都屬於美國夏·丹佛教授所說的攻擊性性格者，他認為此型的人罹患心臟病的比率，要比鬆弛型的人高出一倍之多。

所以為了避免血壓過度受到情緒的影響，我們應該抱持任何事量力即可的態度，並隨時隨地自我探討，反省自己的性格。

(13) 痛風與動脈硬化

最後一個危險因子是高尿酸血症，即血液中尿酸過多的狀態。

如本書所述，血液中的尿酸增加，主因是攝取過多含大量嘌呤的食物。

雖亦有學者主張高尿酸血症不致直接造成動脈硬化，但在有尿酸積存的體質之中，若飲食生活不規律，再加上有肥胖、糖尿病、高血壓等情況時，高尿酸血症可說亦是邁向動脈硬化的步驟之一。

換句話說，高尿酸血症和動脈硬化間的關連，都是以飲食生活為基準，因此只要多留意即可避免。此外，高尿酸血症必然也會引發所謂的痛風，而得熬受極端的痛苦。

② 血管不好，就會硬化

癌症、心臟病、腦中風，始終高居成人死因的前三名，可見因心臟病、腦中風致死的人數十分多，而所謂心臟病、腦中風，即屬「血管疾病」。

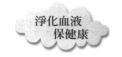

　　除了癌症之外，成人病中主要是心臟病和腦中風，此二者的肇因都是血管老化現象的動脈硬化，所以防止血管的老化，乃預防老人病的最大關鍵。

　　老化，始自皮膚出現皺紋、褐斑及毛髮發生變化，然而，在肉眼見不到的血管部分，老化實際也在慢慢進行。

　　血管老化是血液中的老化物質、廢物等所造成的。所以為了防止血管的老化，以往曾經探索過許多抑止血液成分異常的方法。其中，對於最易使血管帶來危機的脂質問題，亦曾多方研討，並且以如何排除最具影響力的不良膽固醇(LDL)為著眼點。

　　同時，專家也研究出不良膽固醇的積存，主要是導源於飲食內容，因此在營養學上，不增加血中脂質和不增加膽固醇的飲食，成為最重要的重點。

　　此外，老化的原因尚包括鹽分、抽菸、緊張及壓力等問題，避開這些危險因子，才能淨化血液內容，使血管的損害減至最低限度。

　　以下試從各角度來探討血管的老化及其預防方法。

(1) 動脈硬化越演越烈

　　動脈並非如水管或塑膠管般僅由單層結構形成，而是包含了內膜、中膜、外膜等三層結構，動脈硬化是在內膜和中膜中出現。

1.到底什麼叫做動脈硬化呢？

動脈硬化依其出現部位可大約分為三類，即粥狀硬化、中膜硬化和細動脈硬化。

粥狀硬化發生於分布在胸部和腹部的大動脈，以及掌管心臟營養的冠狀動脈、腎動脈和足動脈等大血管。此種動脈，多半是血管內襯有膽固醇等脂質沉澱，血管壁變厚，脂質如粥狀般形成粥腫，致使血管的通路像瘤般地腫起。

這種狀態進行下去，會發生石灰沉澱，形成潰瘍和血栓（血液凝固於血管內部）……如此反覆發展，血管通路逐次變窄，血液循環變得遲滯，直到血液受阻不能流通，就會引起腦梗塞和心肌梗塞，一般所謂的動脈硬化，就是粥狀硬化。

第二類的中膜硬化，發生於中、大的動脈，是由於石灰沉著於血管的中膜所造成。

第三類的細動脈硬化，發生於腦部等極細微的動脈中，血管會變得非常脆弱，故與中大動脈的硬化迥異。

而根據目前動脈硬化提早的傾向來看，人類的血管與水管在運作上也不大相同。

水管在漫漫歲月中會積存水垢，其中一部分會受腐蝕甚而破裂，然而人及動物的血管，並非僅靠施加壓力就可流通。

血管壁上有稱為平滑肌的肌肉，為使血流順暢，它會不斷地反覆伸縮。

但動脈硬化更進展時，血管壁即會硬化，平滑肌的伸縮更

受阻。因為血管通路變窄，血流（血液的循環）容易滯礙，所以心臟更賣命地收縮以提高血壓，使血流順暢。

加壓後的血流，必會強烈壓迫血管壁而通過，致使動脈硬化部分和無動脈硬化部分交界處的血管壁，必然增加負荷，因此該處乃成為容易受傷的部分。待血管受傷後，存在於血液中的血小板會立即凝固受傷的部分，而膽固醇就沉澱在該處，致使動脈硬化的範圍更趨擴大。

血管經年累月的使用，當然無法永保青春，血管的老化與血液相同，並不一定與年齡成正比，根據調查結果顯示，血管因為老化而引起的動脈硬化，許多病患從十幾歲就已有此傾向。

必須特別的留意的是，動脈硬化是造成恐怖的腦中風和心臟病的首要原因。

2.腦中風常有後遺症

當腦部出現動脈硬化時，會先有以下的症狀發生：

· 頭痛。

· 暈眩。

· 頭部充血。

· 容易疲勞。

· 失眠。

· 健忘。

· 焦躁感。

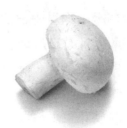

・注意力減退。

・性格改變。

這些症狀如果反覆出現，就需格外留意了。

此種情形如繼續發展下去，就會造成腦溢血或腦梗塞等腦中風病症或老年痴呆症。

腦溢血是因為動脈硬化而變脆弱的腦血管破裂所造成的，由於溢出的血液會影響腦部組織，因此即使撿回一命，通常也會有後遺症。

腦溢血通常發生於40歲以後，尤以50到60歲之間最常發生。其症狀是在發作之前會有強烈地頭痛、噁心，急遽地陷入昏迷狀態。

由於動脈硬化而產生變化的血管通路一旦受阻，就會引起腦梗塞。血液如滯塞，氧氣等即無法順利供應，導致腦細胞死亡。

初期症狀是說話口齒不清、手足不能如意活動以及身體呈現全身麻痺等症狀。不久之後，這種情況會固定下來，永遠無法再復原。

(2) 他30歲，他得老年痴呆症？

動脈硬化也是造成痴呆症的原因之一。不過，腦部老化的根源，還是在於腦細胞的血行障礙以及營養障礙，所以，雖然痴呆症通常發生於65歲以上的較高齡者，但青壯年者也有患病

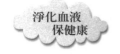
之虞。

其症狀是嚴重的健忘，不久記憶力銳減，智能低落，對任何話語皆無動於衷，感情冷淡，終至於人格崩潰。因此患者有時會出其不意地離家出走，漫無目的的乘車到遠地，等到被發現時，他本人往往會遺忘了來自何處，顯出呆若木雞的模樣。

(3) 早晨殺手──心臟病

心臟的作用宛如幫浦，藉著心肌的收縮及擴張，得以將血液送往身體各部位。

將血液送往心臟本身心肌的血管，即稱為冠狀動脈；平常所說的心臟的動脈硬化，指的是冠狀動脈的動脈硬化。

冠狀動脈像丁字褲一般，包在心臟的外面，心臟的肌肉就靠著這些冠狀動脈提供血流才能生存，若是這些動脈產生了硬化的現象（如後圖），則會在刺激運動或勞動之後，感受到呼吸窘迫或胸痛。除此之外，並無任何冠狀動脈硬化的前兆，所以往往被忽視。

一般人總誤以為，呼吸窘迫和胸痛不過是過勞或季節風所引起的神經痛或肌肉痛罷了，而很難察覺那其實是心臟病動脈硬化所致。

這種情形如果反覆發生，最後會出現典型的狹心症或心肌梗塞等心臟病。

大體說來，狹心症是因為冠狀動脈硬化而狹窄超過75％以

上時，心肌無法充分獲得血液所產生。

其典型的症狀是：每當運動或生氣時，就會在胸部中央部位產生壓迫、縮緊的感覺，或「像鉗子鉗住胸部般的疼痛」（就像台語說的 ㄗㄨ ㄚ ㄍㄧㄣ 的感覺），通常一休息這種不適的症狀就會停止，若屬於穩定型的心絞痛，會持續數分鐘至十幾分鐘，不會超過30分鐘。

據統計，這種發作多半發生在早上6時至10時之間，亦即早餐當中或急忙趕往上班的途中，有過此類經驗之後，務必儘速改善早上的生活習慣，最好能在早餐進食和上班時放鬆心情。同時，發作時須儘可能減輕心臟的負擔，例如躺下休息，使心臟保持安靜最為重要。

笑一笑，讓血液放輕鬆

替誰動手術最省事

四個外科醫師在討論，?哪一種病人開刀最省事。
「我認為是會計師，」第一位醫師說「切開身體後，各器官都編號好了，非常省事，絕對不會搞不清楚。」
第二位醫師說：「圖書管理員也不錯，器官也都分類整齊。」
第三位醫師則說：「工程師也很能理解，為什麼醫師老是會在身體內遺失某些刀子或鉗子之類的東西，也很棒。」
最後一位資深醫師說話了：「我最喜歡替律師開刀了，他們沒心肝、沒膽子，更沒腰骨，而且頭和屁股還可以互換！這才絕了！」

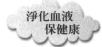
心肌梗塞形成圖

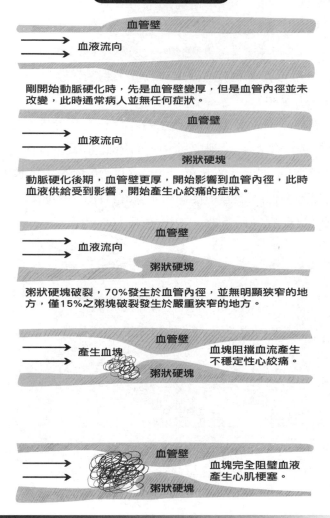

血管壁

血液流向

剛開始動脈硬化時，先是血管壁變厚，但是血管內徑並未改變，此時通常病人並無任何症狀。

血管壁

血液流向

粥狀硬塊

動脈硬化後期，血管壁更厚，開始影響到血管內徑，此時血液供給受到影響，開始產生心絞痛的症狀。

血管壁

血液流向

粥狀硬塊

粥狀硬塊破裂，70%發生於血管內徑，並無明顯狹窄的地方，僅15%之粥塊破裂發生於嚴重狹窄的地方。

血管壁

產生血塊

粥狀硬塊

血塊阻擋血流產生不穩定性心絞痛。

血管壁

粥狀硬塊

血塊完全阻壁血液產生心肌梗塞。

若經診斷患了狹心症，須按醫生指示隨身攜帶硝化甘油等錠劑，最近亦有貼藥及噴藥問世。

心臟動脈硬化的原因有些是目前醫學界還不十分明瞭。例如粥狀硬塊忽然破裂，人體的自然反應就是產生血塊來企圖修補，但是很不幸的，這些血塊反而更加阻礙了血流，如果血流完全被阻塞不通了，就造成後面心臟肌肉的壞死，這就是所謂的心肌梗塞，梗塞的死亡率很高，是極具危險性的疾病。

若是足部動脈硬化時，該處首先會有冷虛感，接著會覺得麻木、疼痛，然後足部的運動變得不自然，舉步艱難。最後，組織會從足尖開始漸漸壞死，而導致必須自大腿部分截肢，才能根治，這都是因為動脈硬化，血液無法充分順暢所致。

幸好此類的足部血流障礙，必須經過極長的時間，才會演變至最惡劣狀態，所以儘早發現儘早治療，才是上上之策。

❸ 飲食淨血法

原則上，只要減少前述動脈硬化的11個危險因子，即可防止血管的老化，強化血管。

所以此處特別介紹藉由飲食和運動來強化血管的具體療法。

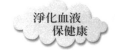

(1) 控制脂肪攝取量

　　飲食療法的第一步是控制脂肪的攝取量。除此外，不飽和脂肪酸和飽和脂肪酸的攝取量，以2：1的比例最爲理想。

　　飽和脂肪酸大多包含於肉的脂肪及奶油、豬油等動物油脂中；不飽和脂肪酸（亞油酸、亞麻酸、花生四烯酸等）則多存在於植物系的油脂中。

　　牛或豬等動物性脂肪中的飽和脂肪酸，會增加血液中的「不良膽固醇」，助長動脈硬化的進行。

　　而魚、豆類等植物性脂肪中的不飽和脂肪酸，則會減少血液中的膽固醇和中性脂肪，同時增加「良性膽固醇」，預防動脈硬化。

　　迄今爲止，死於心臟病的人數最多的國家依序爲加拿大、美國和芬蘭等。而攝取動物性脂肪較多的國家依次爲：加拿大、美國、芬蘭、英國、挪威、瑞典、丹麥、瑞士。兩相對照，正足以印證動物性脂肪攝取量愈多的國家，其國民死於心臟病的人數愈多。

　　如前所述，北歐或肉食量多的民族較快死於心臟病。在調查中並發現，死亡率較低的丹麥，其植物性脂肪的攝取量顯然較多。而在芬蘭，雖然脂肪的攝取量較少，但動物性脂肪卻佔較高比例，因此因心臟病而死的人數亦偏多。

　　以台灣的狀況而言，台灣人的膽固醇平均值從民國40、50年代就逐漸提高，目前已超過200毫克的大關，但是心臟病的

死亡率並不如預期般的那樣高，有許多學者認為這與目前大多
數的家庭均使用沙拉油、花生油等植物性油有關。

　　加拿大蘇魯遜氏近20年以來，針對愛斯基摩人的生活作了
一番記錄，發現他們較少罹患狹心症和心肌梗塞等缺血性心臟
病，逐加以深入追究。結果發覺在沙丁魚、鯡魚等裡面含有多
量稱為EPA的多價不飽和脂肪酸，而引起了廣泛注意。

　　就愛斯基摩人所攝食的不飽和脂肪酸EPA來說，攝取量愈
高，則與血液凝固有關的血小板凝聚能力愈低下。

　　然而動脈硬化是由於血管壁發生障礙，血小板為防止其破
裂部位而凝聚下來，致使膽固醇等脂肪亦跟著附著所造成的。
因此抑制血小板的過剩凝聚，可防止動脈硬化引起的嚴重病
變。

　　關於EPA，平均一隻沙丁魚中約含1公克，南極蝦含量更
豐富，鮪魚則每百公克含有1到2公克。爾後，又發現EPA有明
顯降低血液中中性脂肪的強大效力。一般青背魚中，如竹筴
魚、青花魚，皆含有豐富的EPA。

　　除EPA之外，稱為DHA的多價不飽和脂肪酸亦頗受矚目。
它富含於穀類、秋刀魚、鰹魚、鯖魚、 鰤蔥奶坐丑A而且擁有
顯著降低膽固醇的作用。

　　至於魚類中所含的多價不飽和脂肪酸究竟對人類血液中的
脂質有何影響？詳情迄今仍未明。但據推測，其效果可能宛如
肥皂般，具有洗滌脂肪的功能。在物質極度貧乏的時代，人們

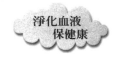

是利用魚油製造肥皂來洗濯污物，想必上一代的人仍記憶猶新。所以，不飽和脂肪酸可能像具有魚腥味的肥皂般，能有效分解和排除過剩的脂肪。

(2) 維生素E的神奇效果

　　近年來維生素E被認為可預防成人病，而廣受歡迎。本來維生素E是有摻有油脂的製品中，作為抑制油脂變性用的，在尚未受人矚目之前，使用量就很多。

　　維生素E的作用主要在防止氧化。因此常被認為能去除過氧化脂質，保持血管的暢通。此外，維生素E尚可防止膽固醇沉澱，抑制動脈硬化的進展，以及防止血栓（血液的凝固）和腦梗塞，心肌梗塞等。另外因腦動脈和冠狀動脈硬化所導致的停滯血流也能藉由維生素E促使血液循環。

　　亦有部分學者主張，它可增加良性膽固醇，減少中性脂肪。

　　富含維生素E的食物，包括：植物油、糙米、核桃、小麥、大豆、花生、油豆腐、鰹魚、鰺魚、鮪魚、鰻魚、鱈魚子、秋刀魚、青花魚、芝麻、牛肉、雞肉、菠菜、生菜等。

(3) 少食用高膽固醇食品

　　膽固醇是脂肪中的一部分，在食用後確實會殘留於血液中，並流入各組織造成動脈硬化，儘量避免食用過多。

　　日常生活中應留意所攝取的食物是否有大量膽固醇，否則在進餐時才對照食物表，檢視膽固醇含量的多寡，難免顯得神經過敏，更有甚者引發拒食心態。這些食品經常出現在餐桌上，若同時大量吃下多種此等菜肴，則膽固醇的攝取量勢必過多，此時最好善加控制，少吃一口即多一個保障。

　　吃下大量富含膽固醇的食品，並非即刻會導致動脈硬化。動脈硬化是長年累月、在不知不覺中進行的。如歐美般以肉食為主的飲食方式，最近在國內已蔚為潮流，因此國人有攝取過多植物脂肪的傾向。

　　尤以20歲以下的年輕人，喜歡吃肉類而不吃蔬菜和魚類者日多，正因為如此，其血液中的膽固醇值或中性脂肪數值，才會急速上升。為了有效預防動脈硬化，可以多攝取含有植物性蛋白的豆類食品，因為它們包含的精氨酸和胺基酸，會降低不良膽固醇。常見的豆類食品，如：豆漿、豆腐皮、豆乾、細豆等，都是富含植物性蛋白質的優良食品。

(4) 有效限制食鹽量

　　攝取過多鹽分會導致高血壓，已如前述，由於食鹽中所含的鈉有吸收水分的作用，因而使血液中的水分增加，也使血液量增加，如此血壓勢須上升才能讓血流通過。再者，由於鈉的增加，升壓物質（提高血壓的物質）的作用即開始活潑化，因此會導致高血壓。由此可見，避免體內的鹽分積蓄過剩，一天

食物名稱	含鹽量
味噌湯	0.5~1.5公克
菜湯	0.7公克
烏龍麵淋汁	2.4公克
炸蝦	0.9公克
漢堡	1.2公克
燒賣	1.3公克
炸丸子	1.0公克
餃子	1.2公克

的攝取量控制在10公克以下，是非常重要的。

至於高血壓患者，為免病情惡化，必須嚴格將一天的鹽分攝取量控制在5公克以下才行。

以下列舉經常出現餐桌上的食品之鹽分含量，供作參考（以100公克為單位）：

另外，調味料的鹽分含量如下（一大匙相當於18公克）：

調味料名稱	含鹽量
醬油（濃味）	2.7公克
醬油（淡味）	2.9公克
英國辣醬油	1.6公克
烏醋	1.6公克
中濃醋	1.0公克
蕃茄醬	0.6公克
蛋黃醬	0.3公克
甜味噌	1.1公克
辣味噌	2.3公克
沙拉油	0.3公克
奶油	0.3公克

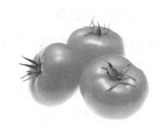

(5) 效果奇佳的食物纖維

　　所謂食物纖維，是指在體內不會被消化吸收的纖維成分。本來被視為沒什麼營養價值，但自從證明其可預防成人病以後，頓時成為世人矚目的焦點。

　　食物纖維的作用如下：

1. 減少不良膽固醇、增加良質膽固醇。
2. 促進過剩的糖質和脂質的排出，防止糖尿病和肥胖。
3. 促進大便暢通，排除致癌物質，預防大腸癌。
4. 維持腸內細菌的平衡，協助營養的吸收和利用，防止老化等。

　　食物纖維富含於蔬菜及薯芋類、水果類和海藻類之中，可分為不溶於水者及溶於水者。前者大量分布在蔬菜芋薯類的纖維素或半纖維素中；後者則大量分布於蒟蒻或海藻類的果膠、甘露、聚糖中。

　　但是容易腹脹或胃弱者不宜大量攝食，由於容易讓人有脹滿感，且無卡路里，因此對預防肥胖有效。食物中的蘋果、海帶和香菇等，均富含食物纖維，大量食用可有效控制脂肪的吸收。

(6) 切勿攝取過多糖分

　　飲食過量會導致肥胖，引發動脈硬化，尤其是糖分攝取過

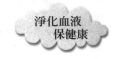

多，更是導致肥胖的肇因。所以，我們平時不但要留意飲食的量，對飲食的內容亦須考慮周到。

多餘的糖分在體內會以中性脂肪的形態被貯存在皮下，此乃其造成肥胖的原因。

由於砂糖、水果中所含的果糖極易變成中性脂肪，因此如蛋糕等甜點以及水果類等，都須謹慎選食。雖然水果中含有豐富維生素C，但是水果中的果糖卻極易變成中性脂肪，所以不得不控制食用量。此外尚須注意麵包和麵類，因為其主要成分是麵粉，且市售製品中皆混有砂糖。

如果家族中有人出現與動脈硬化有關的病變，即須檢討飲食內容，妥為因應。尤其肥胖的母親常會孕育出肥胖兒，其原因多半是母親有吃甜點和過食的習慣。

頻繁的進食→過食的習慣→肥胖→糖尿病、高血壓、高血脂症（高中性脂肪、高膽固醇、最後變為過氧化脂質），此一流程正足以導致動脈硬化。

(7) 拒絕宵夜症候群

為了減肥而節食，應從較容易做到的部分，漸漸改善。例如常吃過剩卡路里的食品，則須先從降低卡路里方面著手。但如果過於急遽地降低卡路里，反而會因飢餓感而影響日常生活，所以，應以漸進的方式較適宜。

首先，養成少吃一口的習慣，切莫因為捨不得丟掉而勉強

吃完。同時，吃零嘴的習慣亦對肥胖有重大影響，所以要戒除。

最易造成問題的是宵夜症候群（又稱夜食症候群）。

人們的生活形態原本是「白晝型」，在上午和下午均會燃燒多量能源，但到了晚上以後，是屬較長的休息時間，因此食物被貯存在體內的機會較多。所以，最好不吃宵夜，甚至完全不吃，對淨化血液有很大幫助。

(8) 注意一天吃進去的總熱量值

曾經有研究顯示，比較三組老鼠，分別給予不同熱量的食物，最後發現吃最少熱量那一組的老鼠，可以活得最久，身體也最健康。因此，注意食物熱量攝取，不是年輕女性的專利，而是所有想要維護健康的人都應該了解的事情。

至於一天攝取的熱量應該多少呢？一般而言，要依工作性質、標準體重等有所不同。原則上是以每天每公斤標準體重30大卡為基礎，向上或向下調整。最終目標，當然是維持理想體重為原則。

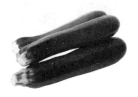

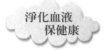
淨化血液
保健康

能消除危險因子的藥品

藥品	效用	成分備註
HMG Co A抑制劑	增加HDL、降低LDL	
菸鹼酸	增加HDL、降低LDL	
fibrate類（如洛脂）	增加HDL	
陰離子交換樹脂	強力降低LDL	
蛋白同化類固醇	降低LDL及HDL	
動情激素	增加HDL	
維生素E	增加HDL	
泛酸	增加HDL	
蛋胺酸衍生物	增加HDL	
α-Oryzanol	調整自律神經機能，改善焦躁、失眠等與興奮有關的神經症狀，所以能消減壓力。	是從胚芽米油中抽出的物質。
大豆卵磷脂	1.去膽固醇。 2.促進維生素E的吸收。	是從大豆油抽出的物質，與體內的脂質代謝有關。
小麥胚芽油	1.可減少血液中的膽固醇。 2.與維生素E有協調作用。	取自澳洲產的小麥胚芽，主要分為亞油酸，使脂質代謝圓滑。

※HDL即良性膽固醇；LDL即不良膽固醇。
※這些藥品不可在藥房中自由購用，正確用法須經合格醫藥師指示。

❹ 運動淨血法

接著，介紹預防動脈硬化的運動療法。

(1) 值得推薦的「步行健康法」

我們一天步行約15000步，可消耗300到400大卡路里的熱量，可是只靠運動來減肥非常困難。因為只要是身體健康的人在運動後都會有空腹感，而且要天天運動也有困難。

不過，當以輕度冒汗的速度步行，或快速步行時，HDL良性膽固醇值會上升而中性脂肪會下降，這樣亦可達到預防動脈硬化的目的。

芬蘭的尼古拉教授表示，一星期5天以上，一天20分鐘以上的慢跑，可確認HDL良性膽固醇會上升。他同時表示，滑雪者的HDL良性膽固醇普遍有上升傾向。

如此看來，適度運動的確可以增加血液中的HDL良性膽固醇，並預防動脈硬化。

運動要適度，以不殘留疲勞為原則，而且運動後要充分休息。如果以為運動不足而勉強為之，則血液中反而會有廢物殘留。

因此「步行健康法」特別值得推薦。

步行不但沒有危險性，並且可改善因激烈運動而發生的心臟病和高血壓，自然地消除腰痛，適度消耗糖尿病患者的葡萄

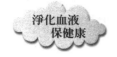

糖，對調節其糖分有莫大功效。

　　因為步行時血管會擴張，血壓會下降，良性膽固醇則會增加，所以可防止動脈硬化，減輕心臟病和血管的負擔。而腰痛是因支持體重的腰椎移位所造成的，可藉步行來鍛鍊腰肌、強化腰椎，對支撐體重有輔助作用。

　　步行並不只是下半身的運動，它還需使用到全身的肌肉，故若能加強使用非肌肉的力量，可說是減輕心臟血管系統負荷的原動力。

(2) 如何診斷動脈硬化

　　欲經由外表觀察動脈硬化十分困難。

　　唯一可以觀測身體中血管、血流狀態的地方，是在眼睛的血管處，此即眼底動靜脈，但僅憑肉眼仍無法辨別，還是得張開瞳孔、借助眼底鏡或眼底攝影用相機才行。

　　由此處所觀察到的各種變化，已經證實與身體各部位所發生的動脈硬化狀況較能吻合。因此，從眼底血管的動脈硬化度推論全身動脈硬化度的方法，廣受歡迎。

　　也就是說，判定眼底血管的動脈硬化度後，再對血壓和容易產生動脈硬化的病態進行診斷，作為治療與預防的根據。

(3) 朝會或打高爾夫為什麼危險？

　　根據統計，心臟病發作，常在起床後約3小時之內，腦中

風則是從傍晚至深夜，最容易發作。同時，極度興奮或緊張時也會發作。

在進行商談交涉事宜時或會議中極易興奮，因此血壓也會上升；至於打高爾夫球，推球比擊球時更易緊張。朝會、打高爾夫球或慢跑等，由統計上看來較具危險性，所以血壓控制不良的人宜避免進行。因洗土耳其浴而發作的例子亦時有所聞，所以對血壓高的人來說，極度的興奮可說是重大忌諱。

此外，激烈的溫差也會衝擊心臟，導致發作。血壓高的人或狹心症患者，夜間欲如廁時，最好先將房間充分溫暖，以免溫差過大，使得心臟無法負荷。

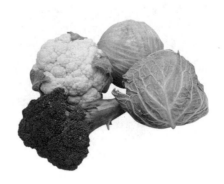

笑一笑，讓血液放輕鬆

智勇雙全

大學裏的共通科目總有三四百人一起上課，秩序不好維持，
教授為了管理方便，報告都要求上課前交到講桌上，
教授一開講就算遲交，而遲交是不計分的。
某日上課，教授正講得天花亂墜，忽見一位學生破門而入，
手拿著剛趕出來的報告，大搖大擺的走到講桌前。
頓時，所有人的注意力都轉移到這為仁兄身上……
就在他準備把報告放到作業堆裏時，
教授說話了：「這位同學，你遲到也就算了，還打斷我講課，
是很不禮貌的行為，而且，報告在半小時前就不收了！」
我們可以感到那教授為了表現他的修養，已經把話說的很客氣了。
誰知那小子竟然提高了嗓子說：「嗯！那你知道我是誰嗎？」
全場一陣騷動。教授也怔了一怔說：
「實在抱歉，一班的學生都三、四百人，我又不只教一班，
我真的不知道你是誰？」聽到這句話，那小子喜出望外，
把他的報告往那一疊厚厚的作業堆中一塞，
一溜煙就消失在門外。他！真是！智勇雙全！

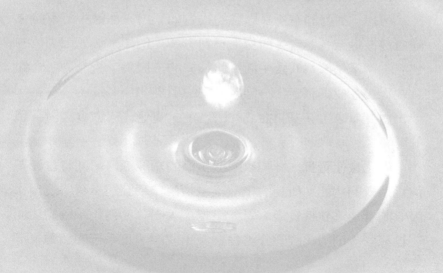

第**5**篇

癌症不敢碰你

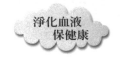

淨化血液
保健康

① 血液與致癌物

經由嘴巴進入的食物，是在消化系統（胃、十二指腸、小腸）中消化，然後在肝臟、腎臟等身體的各器官中進行合成、分解、解毒等代謝作用。

在此過程中，執行運送功能的，就是血液。那些經消化、吸收的養分，先被改變為身體所必要的成分，而進入血液中，最後在腎臟被過濾，將不需要的物質隨尿液排泄。

可是，對身體有不良影響的物質如果進入血液中，有時會隨血液被送至各器官，而產生不利影響。例如，佔死因高位的癌症，常常是因為飲食生活欠佳造成的。因為，食品中所含的某些物質會使細胞癌化，已是不爭的事實。

由此看來，在探討血液問題之前，實應先思考食物對身體的影響。

老化會使腎臟、肝臟及腦部組織的功能低落，同時會減弱消化系統的功能。所謂消化系統是指由口至肛門，有關消化和吸收的管道，包括食道、胃、小腸、大腸等。消化系統的功能一旦減弱，則消化液的分泌會衰減，使得消化系統的蠕動會不充分。

如此一來，消化食物的時間必須較久，而食物在胃和腸中滯留的時間也較長。在此狀態下，有時食物會腐敗發酵，其毒素或接近毒素的物質會吸收至血液中，造成血液污濁，吐出的

氣息也會有異臭。

食物之中，油炸類等的油脂會滲入食品組織而固化，因此非常難以消化。可見有胃腸障礙的人，實應力求避免食物油炸類，而且上了年紀的人，最好也對油炸食物敬而遠之。

尤其以奶油煎製的食品，光是奶油一項，其停滯時間就很久（如下圖），所以宜適可而止，否則心窩處常會覺得有食物哽住般，非常難受，許多人因此擔心自己是否得了癌症。

此外，一般的副食品由於添加了調味料或各種混合物，所以在胃內的停滯時間會變長，亦應避免食用過多。

由此看來，胃腸弱的人最好食用食物本身的原味，儘量避免添加副食品。

(1) 過量的蛋白質是人體的負擔

一般而言，高蛋白食品比米飯等碳水化合物在胃內所停滯時間較久，因此容易造成腐敗發酵。

早年因為國人普遍營養失調，所以專家呼籲多攝取蛋白質，但現在，一般人在三餐飲食中所攝取的蛋白質已經足夠，所以不需要再刻意攝取大量蛋白質。

一般說來，每人每天蛋白質標準的攝取量是「體重1公斤攝取約1公克」。也就是說，一名體重60公斤的人，平均一天攝取約60公克的蛋白質便已足夠。所以，一般人不必擔心會缺乏蛋白質，反而要擔心攝取過量蛋白質所造成的傷害。

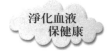

食物在胃中停留的時間

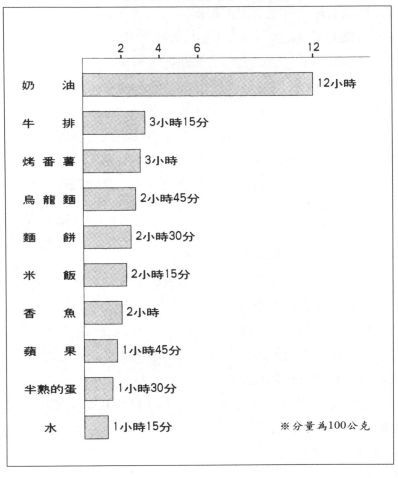

	2	4	6	12
奶　　油				12小時
牛　　排	3小時15分			
烤 番 薯	3小時			
烏 龍 麵	2小時45分			
麵　　餅	2小時30分			
米　　飯	2小時15分			
香　　魚	2小時			
蘋　　果	1小時45分			
半熟的蛋	1小時30分			
水	1小時15分			

※分量為100公克

一般而言，蛋白質在體內的貯存量不得超過需要量，因為，過剩的蛋白質會在肝臟變化成尿素氮，而排入尿中。此時，腎臟若很健全，尿素氮會隨著尿液順利排出體外，尚不會造成障礙，否則尿素氮會殘留於體內，增加於血液中，而身體為了處理這些廢物，勢必會弄得疲憊不堪，而給予癌細胞的發展有可乘之機。

但要注意發燒時或激烈運動後，蛋白質消耗較多，為了維持身體中之營養均衡，可以酌量補充。

(2) 食物與癌症的關係

近年來，食品或食品添加物與癌症間的關係，甚受矚目。

據美國安達教授的調查，食物所占的致癌比例，在男性是40％以上，在女性是60％以上。

數十年前，美國的胃癌患者很多，但經過飲食習慣改善後，如今已經銳減，這事實印證了胃癌受飲食生活影響至深且鉅。

那麼，食物到底如何誘發癌症呢？

首先是正常細胞的核酸，受到隨血液運行的食品中之致癌物質影響，產生了細胞構造的變化。

如果正常細胞中，有超過40種的致癌遺傳因子在構造上產生變化，細胞即開始癌化。接著，已發生變化的細胞，如果加上本來體內及食品中所含的致癌要因，即形成癌。

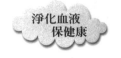
(3)「食物污染」何以致癌？

究竟食品中的致癌物質，實際誘發癌症的機率有多高呢？

如針對老鼠等實驗動物，持續餵食致癌物質，則此物質能誘發50％致癌率；至於人所攝食到的致癌物質，僅及前者的1/5000以上，故發病率頂多是0.002％。

有些學者主張，構成人體的細胞數，是老鼠等實驗動物的數百到數千倍，故即使攝取等量的致癌物質，但致癌物質透過血流而使細胞癌化的可能性卻更高，也就是說細胞癌化的危險性亦會高達數百到數千倍之多。

現在已經證實，存在於食品或體內的致癌促進因子，如果遇到引起細胞構造變化的致癌物質，便會導致癌症。因此，食品中的致癌物質雖極微量，卻不容忽視，畢竟細胞若長年累月受其刺激，終會誘發癌症。

特別要注意的是，研究已經證實，任何細胞中都有致癌的素質。細胞異常時，也就是細胞組織癌化時，它的形成和正常細胞無異，因此要撲滅癌細胞相當困難。因為能使癌細胞死亡的藥品，同時亦會破壞正常細胞的核酸。

目前醫學界的理想，是發展出只有對癌細胞產生作用，但卻不影響正常細胞的治療方法。近年來在這方面，雖然有些進展（如有免疫治癌方面等），但要達到大規模實用的階段，仍有一般距離。

❷ 危險的致癌物

(1) 燒焦的肉品

究竟那些物質有致癌的可能性呢？

在自然狀態下即含有致癌物質的可疑食物包括：蕨荣、欵冬、鳳尾松、鐵樹、蒲公英等澀味強烈的山荣類。

其中以欵冬所含的Pyrrolizidine alkaloid（吡咯烷鹼）、鐵樹和風尾松所含的Psychosine（吐根素），以及蕨荣所含的Phthakilozide等物質最爲可疑。

但是究竟何種食物絕對會致癌？目前尚無肯定的研究報告。然而，食品中的致癌物質會隨血液流通而影響細胞，則無庸置疑。因爲細胞長年累月受致癌物質刺激，必然會致癌，所以，應該避免大量食用或每日進食這些致癌的可疑食品。

至於魚或肉的焦黃部分，也已被認爲含有致癌性，此乃因加熱所產生的環狀碳化氫所造成，應極力避免食用。

(2) 過氧化脂質

前文已多次談及過氧化脂質對血液的弊害，此處將過氧化脂質對癌的影響另作說明。

過氧化脂質是不飽和脂肪酸經日光照射氧化而成，富含於乾物類之中。曾有報導指出，習慣食用乾物類的日本長崎縣五島列島的居民，發生肝癌的比例偏高。

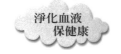
但據說維生素E對過氧化脂質有抑制效果。凡有攝食多量乾物類習慣的人，若一併進食豆腐等大豆食品，或鮪魚、鰹魚的生魚片等富含維生素E的食品，則可降低致癌機率。

此外，服用市售的維生素E也是非常簡便的預防法。

(3) 恐怖的霉

除此之外，霉亦極具致癌的可能性。例如在高溫潮濕地區所採收的花生、玉米等，都可能附著有黃麴霉素等致癌物質。

一般而言，很少有人食用發霉的食品，但一些肉眼看不見的霉卻常被忽視。例如柴魚、香菇、脫水甘薯、柿乾等，實際上都有霉存在。霉甚至也會深深侵入食物內部，所以有時僅將表面削除，未必能完全根除。

(4) 食品添加物

食品添加物和癌的關聯雖是學者研究的課題之一，但迄未有明確答案。唯有專家都提出忠告，表示食品添加物有致癌可能，所以最好避免天天吃相同的食品。

據食品衛生法的規定，所謂食品添加物是「在食品製造過程裡，或食品加工中或作為保存目的，以添加、混合、浸潤或其他方法，所使用於食品者」。例如製麵時使用的「鹼水」、製造豆腐時使用的硫酸鈣等均屬之，是食品製造、加工上必不可少之物。

此外，為了食品外觀，而以調味、香、色為目的所使用者，亦都以調味糖、著香料、著色料、漂白劑、甘味等型態被認可。

至於為了保存品質、改良品質所使用的添加物，則稱為保存劑、殺菌劑和品質改良劑。亦有以提高營養價值而使用的添加物，如維生素類、無機質類、氨基酸類等均屬之。

添加物的種類繁多，但如使用目的、使用方法錯誤，不但有害人體健康，甚至可能致人於死。

第二次世界大戰之後不久，食品添加物約在100種以下（1948年61種，1956年99種），可是到了1963年，則超過了300種，從1976年後的三年間，則增至388種。但爾後則被嚴格取締，而減少至300種。

同時，食品衛生法中亦規定，廠商有義務將人工調味料、色素、人工防腐劑、合成糊料、抗氧化劑、發色劑、漂白劑、合成殺菌劑、發酵調整劑、品質保持等食品添加物標示清楚。

3 防癌食物

維生素A可保護正常細胞的細胞膜，預防細胞的癌化。紅蘿蔔素在體內可代謝為維生素A，效果甚大。另外，鰻魚、肝類等也含有豐富的維生素A。

至於維生素C，有抑制胃癌、食道癌發生的作用，它可以

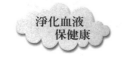

形成連接細胞與細胞間的骨膠原，故能保護細胞，抑制致癌物質發生作用。

　　維生素C富含於高麗菜、荷蘭芹、馬鈴薯等蔬菜或各類水果中。

　　另外、萵苣、高麗菜、芹菜等十字花科的蔬菜類，可抑制胃癌、大腸癌的發生。

　　如前所述，維生素E不僅可以防止老化，它對預防癌症也很有效。

　　此類的維生素，都能預防細胞的癌化，經常外食的人，維生素的攝取量往往不足，富含維生素的蔬菜既然可防癌，不妨多吃生菜沙拉，及其他防癌食物。

　　以下列舉一些防癌食物，供讀者參考：

1.蕃茄

　　這個看似很便宜的水果，最近被發現是很有價值的，成為目前最熱門的健康食品。其所含的植物營養素可預防癌症，減緩癌細胞長大的速度，維持精神及肉體的功能，並可幫助視力。歐美的實驗顯示，每天吃蕃茄的人，得大腸癌、直腸癌、胃癌等的機會比一般人少60％。

　　蕃茄裡面的「Pcoumeric Acid」和「Cholorogenic Acid」，是蕃茄有以上功能的兩種主要植物營養素。蕃茄也富含維生素A、維生素C及「Glutathione」。

2.洋蔥與蒜頭

在所謂的中醫和民間的醫藥藥材中，蒜頭與洋蔥長久以來就被用為治病的主要食物。蒜頭裡至少含有200種不同的食物營養素，可以降低癌細胞的生長、預防心臟病、降低膽固醇等。這兩種食物特別能防止致癌物在腸胃道產生癌症，因此長期吃洋蔥與蒜頭，可以減低腸胃道的癌症。

3.黃豆

黃豆及其製品都含有很好的營養素，可降低膽固醇、減低心臟病及預防癌症。黃豆所含的蛋白質，可減低壞的膽固醇。黃豆所含的一種植物營養素「Genistein」，可抑制腫瘤細胞的增長，也可幫助癌細胞恢復成正常細胞。美國的研究顯示，吃大量的黃豆，可以大大降低得癌症的機會。

另一種黃豆的成份「Phytate」，是一種很強的抗氧化劑，可預防癌症、糖尿病、關節炎等。此外，黃豆的另一成份「Phytoestrogen」是一種天然的女性荷爾蒙，可減低停經後的症狀。

4.茶

在所有飲料中，茶是最具有抗氧化作用的，它含有非常多的抗氧化劑。綠茶是所有茶中有最多抗氧化劑的，因為它是不發酵茶。烏龍茶、清茶的抗氧化作用，只有綠茶的40％，而紅

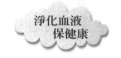

茶只有10％。另外，茶葉也含有不同程度的抗癌物質。

　　以上所列舉的，是防止老化、防止退化性疾病、幫助你健康長壽所需的飲食。另外，我們更需要知道何種食物會影響健康，了解它們的壞處，然後避免食用這些食物。

5.十字花科蔬菜（Cruciferous Vegetables）

　　這是美國醫學界在1990年初所提出的抗癌食物。這類蔬菜包括硬花甘藍、花椰菜、捲心菜、包心菜等。這些蔬菜的植物營養素可以抑制腫瘤的生長，增進免疫力及避免癌症等。其植物營養素中的「Sulforaphane」和「Indoles」，能有效地避免癌症的產生，以及抑制一些腫瘤的長大，尤其是乳癌。這些食物所含的葉酸(Folic Acid)，也可避免大腸癌的產生。另外，這些蔬菜裡也含有豐富的維生素A和C。

6.深海魚油

　　愛斯基摩人很少患心臟病、癌症等，就是因為他們吃很多深海的魚，這些魚是他們蛋白質和脂肪的主要攝取來源。這些深海魚所含的蛋白質和脂肪，與我們現代人所攝取的蛋白質和脂肪的來源是不同的。魚油裡面含有Omega 3脂肪酸，這是一種多價不飽和脂肪酸，是人體所需的。這個脂肪酸能減低中風、心臟病等的罹患機會。

7.水果和蔬菜

在所有食物的營養素當中，最有效又能減緩老化的，就是蔬菜和水果裡所含的抗氧化劑。如果能每天吃不同種類的水果、蔬菜，將吸收到很多不同種的抗氧化劑，其中有些是我們已經知道的，有些則可能是我們還不知道的。這些蔬菜和水果內含的抗氧化劑，可以中和在身體裡會破壞細胞、加速人體老化的氧化自由基。

如果從小就養成食用蔬菜水果的習慣，就能避免過早的老化。時至中年，水果蔬菜更是重要。因為這時候身體老化的速度，將會因為生活壓力、環境污染、生活型態而加速。到了老年，將會逐漸出現因老化而帶來的慢性疾病，這些情形可因多吃蔬菜水果而適時減少。

另外，蔬果中也含有很多礦物質、維生素及其他的植物營養素，尤其是紅色或橘色的水果及蔬菜，包括紅蘿蔔、南瓜、辣椒、香瓜、草莓、桃子、芒果等。這些蔬果裡面最主要的天然營養素是「紅蘿蔔素」（Carotenoid）。紅蘿蔔素已被證實可減少心臟病和癌症的機會，增加免疫力、增加頭腦的功能、避免肌肉的萎縮，以及防止白內障等。每天吃五、六小碗這一類的蔬菜及二、三碗這一類的水果，可降低50％得心臟病或癌症的機會。

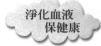

淨化血液
保健康

笑一笑，讓血液放輕鬆

必考題

某次考試前一日，小寶同阿強一同溫習

小寶：「我收到獨家消息，有三題題目是必出的呢！想不想知道？」

阿強：「想呀，快說！」

小寶：「一題一百元！」

阿強：「一口價！一題五十元。」

小寶：「好啦！隨便，隨便！誰叫我和你是朋友！」

於是阿強便給了小寶一百五十元

然後催促說：「小寶，還不快說！」

小寶：「就是、班級、姓名，和學號。」

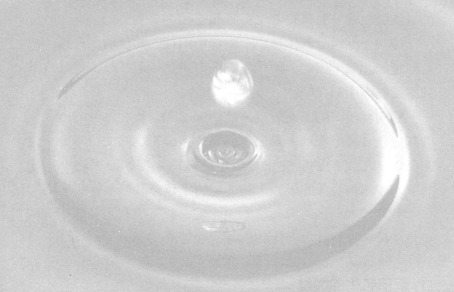

第**6**篇

腦部年輕化

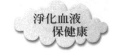

① 血液也會使腦部變老

爲了迎接高齡化社會，生活的品質(Quality of Life)逐漸受到重視。畢竟沒有人希望自己成爲「老年痴呆症」患者。

「最近很健忘……」或「老想不起某人的名字。」——類似這樣爲頭腦老化現象而煩惱的人，可能不在少數。

人類的腦由一千數百億個神經細胞構成。但腦細胞與其他組織的細胞不同，絕不會再生，只會持續地減少。那麼，頭腦的老化與血液、血管的老化有何關連呢？

據說，在睡眠與休息中，腦部所消耗的熱量佔全身體所消耗熱量的20％。因此，雖然心臟仍有跳動，但呼吸稍停就會導致腦死的理由即在於此。

換句話說，腦部需要經常能順暢輸送營養和氧氣的血流。腦部老化或痴呆症狀，最根本的原因是腦細胞的血行障礙及營養障礙。腦部的動脈硬化，也是造成痴呆症的原因之一。所以，爲了維持腦部的年輕，勢必須特別留意腦部血管的活絡。

究竟應如何預防腦血管的老化呢？以下將利用各種研究成果爲依據，探討腦部老化和血液、血管的關係。

(1) 腦部老化的關鍵

腦部的神經細胞約從20歲左右起開始減少，過了40歲之後則有銳減的傾向，但到60歲左右起，減少的速度會變緩。

也就是說，從40歲左右開始腦的神經細胞會漸漸發生問題。可怕的是，因爲這種現象並非明顯影響日常生活和職業活動，以致於常常被忽視，所以要預防腦部老化，首先對於腦部老化的基本結構必須有一定認識才行。

腦細胞中，特別會減少的，即所謂大腦新皮質的部分。大腦新皮質的作用在於支配知性、理性、判斷加和記憶力。這是人類所獨具的高度中樞部分，由於神經細胞減少，因此一旦大腦新皮質有重大損害，馬上就會變成痴呆。

而支配人類生存的機能或本身，並具備生物保存作用的舊皮質，減少的速度則較慢，一般都認爲，這是因爲其與生命有直接關係的緣故。

② 腦部如何年輕化？

(1) 有效攝取蛋白質

前文曾談及與能源有關的醣分的重要性，但就腦細胞的功能而言，蛋白質亦扮演相當重要的角色。但是，並非僅攝取蛋白質即可，更重要的是如何有效率地攝取。

蛋白質大約由20種的氨基酸組合而成，人體會將蛋白質在體內分解成氨基酸，然後加以吸收、利用。

氨基酸之中，無法在體內合成，而必須依靠食物攝取者，

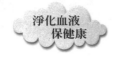

稱爲必需氨基酸。

　　至於蛋白質的營養價值，是由其所涵蓋的8種必需氨基酸加以決定。由於此等必需氨基酸有理想的含量，所以即使只是其中的一種少於必需量，也會導致其他必需氨基酸的利用率減低。

　　由於各種食品所含的蛋白質不同，其「蛋白質」亦大不相同。所以必須組合各種蛋白質食品加以攝取，才能相互彌補所缺乏的氨基酸。

　　如此看來，最重要的是不要偏食某一種類食品，最好能多方攝取各種食物。

　　由後文圖10可明顯看出，蛋白質含量最高的食品是雞蛋；肉或牛奶等動物食品所含的蛋白質也很高；豆腐、納豆等豆類的蛋白質亦不低。不但動物性食品的蛋白質含量高，植物性食品亦不乏含大量蛋白質者，如甘薯、黃豆粉等，都非常值得推薦。

　　此外，蔬菜、水果、海藻等均宜適量補充，均衡攝取方可彌補不足的營養素。就腦部營養學而言，均衡的飲食才能維持最理想的標準狀態。

(2) 向菸說「不」！

　　臨床上，多數專家都認爲吸菸造成腦梗塞的可能性十分高。

圖10 主要食物的蛋白價

（氮1.0公克中的含量）

	標準型	雞蛋	牛奶	豬肉	米	大豆	小麥
異白氨酸	270	340	340	310	250	290	220
白氨酸	306	550	620	510	500	470	430
賴氨酸	270	450	520	570	220	390	150
丙氨酸	180	320	300	250	330	330	300
含硫氨基酸	270	370	230	250	290	190	260
蘇氨酸	180	290	260	290	210	230	160
色氨酸	90	94	83	76	87	79	66
纈氨酸	270	420	410	330	380	300	250
蛋白價	100	100	85	84	81	70	56

※出處／「改訂日本食物氨基酸組成表」（科技廳資源調查會編）

　　根據弗拉明罕調查機構的研究，吸菸所造成的腦中風危機和吸菸量有關，一天吸菸10支以下，和不吸菸者沒什麼差別；但一天吸菸30支以上的人，其危機會增加到不吸菸者的約2倍之多。

　　其次，就腦中風的危險度而言，男性吸菸者為男性不吸菸者的1.4倍；女性吸菸者為女性不吸菸者的1.6倍。至於腦梗塞方面，男性吸菸者為男性不吸菸者的1.6倍；女性吸菸者為女性不吸菸者的1.9倍，顯然女性的危險度較高。

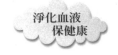

　　若吸菸者進行戒菸，則五年後其危險度可降至和不吸菸者程度相同。

　　根據在日本大阪府所作的調查，罹患腦梗塞的危險度是，如不吸菸者為1.0時，則以前吸菸現在戒菸者為2.0；一天吸菸未滿20支者為3.8，未滿一到二包者為5.0，二包以上者為6.3，此正足以顯示腦梗塞和吸菸量之間的關係何等嚴重。

③ 別讓腦筋鈍鈍──如何預防老年痴呆症

　　痴呆症的原因很多，而腦部老化是引起老年痴呆症的重要原因之一，其中又可以分為腦部嚴重萎縮的阿茲海默氏細胞型(Alzheimer cell)和動脈硬化型兩種。

　　阿茲海默氏細胞壁，是因為腦部積存了稱為澱粉狀肌的蛋白質，積存量愈大、神經細胞則愈減少，終至於痴呆，其何以致此的原因尚不明，但有人認為是病毒引起的。此類型的痴呆症，東方人較少罹患，且男性比女性少。

　　動脈硬化型的痴呆症，東方人則較常罹患，而且女性比起男性，較少罹患此類型的痴呆症。

　　此類型乃由於動脈硬化，腦血管產生異常，引起血行障礙，加速腦細胞的死亡所致，經常處於壓力狀態下，血管內或構成血管的肌肉細胞容易老化，而且腦細胞本身也會受到嚴重傷害。

有學者認為所謂的身心症和精神症，是由於壓力累積致使腦細胞壞死或活性化低落所造成的。

(1) 了解傷腦的老化物質

體內的器官和組織的功能，會隨著年齡增加而變化，使得背景排除的物質囤積下來，或隨著血液循環而對身體的器官、組織產生不良影響。

此外，器官和組織所不可或缺的物質，又會隨著各器官和組織的吸收力衰退，有時甚至少到不敷應用的狀態，此種現象在腦部亦不例外。也就是說，許多無法排除的廢物或異常物質，會隨血液進入腦部；而腦部所不可或缺的物質卻呈現不足。

一提起老化物質，馬上會使人聯想到引起動脈硬化的物質。前面提過的過氧化脂質就是最具代表性者，它一開始被發現時，就是位於腦部的上層。

此外，尿素氮和尿酸、過剩膽固醇等，也是老化物質，這些物質殘留過剩會引起障礙，例如持續性的疲勞感或使血管產生障礙等，也會造成腦部的老化。

(2) 增加胞突接合

壓力是促進腦部動脈硬化的主要原因之一。

不過，壓力只要不過度，反而會活化腦細胞，這樣的壓力

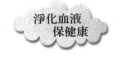

被稱爲「良性壓力」。所以，與其迴避壓力，不如將日常生活中所承受的壓力，換爲「良性壓力」。

　　同時爲了防止腦部老化，也有必要刺激腦部的神經細胞。因爲神經細胞不加使用，就會死亡，每天大約死亡數萬個細胞。所以老年人即使到了90歲，只要經常使用腦部的神經細胞，其「胞突接合」仍會繼續成長，而保持年輕。

　　所謂「胞突接合」，是指神經細胞與神經細胞的接續部分，「胞突接合」和神經細胞不同，它不會死亡，具有新形成和消失的性質。有專家認爲，胞突接合本身彷彿具有生命，能夠自由活動。

　　因此只要給予新的刺激，以往無所關連的神經細胞間會藉由「胞突接合」連接起來，形成新的聯絡系統，取代死亡的。幼兒和青年的腦細胞數目相同，但頭蓋骨大小都不同，就是「胞突接合」的發達與否所造成的。

　　如前所述，腦細胞不會再生，一天就會死亡好幾萬個，但如能造成新的「胞突接合」，或加以刺激，使現在的「胞突接合」更加活性化，則神經細胞的活性能力會增加，而能取代死亡的細胞，擔任新的機能。

　　能使「胞突接合」伸長的基本營養，是源源不斷的氧氣，這就有賴給予腦細胞充分新鮮的血液，所以爲了經常保持血流暢通，務須預防腦血管的動脈硬化。

　　此外，具有活性化腦部作用的維生素B_1、B_{12}等物質，須

經常補充，以免不足。

(3) 從事適當活動

　　既然刺激腦細胞是活化腦部的要件，所以應該要常常活動手足或多思考等。

　　欲使腦部活化，最簡便的方法就是從事自己相當有自信的活動。

　　如果對自己的體能有信心，不妨向網球、高爾夫球等室外運動挑戰；欣賞音樂、電影或盆栽、繪畫等，也是很好的活動，最好能慢慢增加對各種嗜好的廣度和深度。

　　不過，集體行動則須格外留意。如果為了牽就團體而行動，則勢必受團體影響而備覺壓力。而且與不同水準的人一起作活動，也容易造成壓力，所以對任何嗜好，宜先具備相當的基礎，再慢慢往更高境界發展。

　　一般說來，最適合大眾的活動莫過於散步和簡單的郊遊，因為散步不太會造成疲勞感，又能有效解除動脈硬化的危險因子之一——運動不足。

　　只要稍微下點兒功夫，就可找到很多種刺激腦細胞的方法。

(4) 思考可活化腦部

　　老是從事固定的思考和固定的行動，腦部容易疲勞。所以

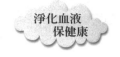
24小時都在緊張狀態下過活，所承受的壓力自然相當沉重。責任感強又賣命工作的人之所以易患憂鬱症，原因即在於此。因此能擁有完全空白的時間，也是活化腦部的基本原則。

　　無論如何，掙脫「束縛」是活化腦部的關鍵。在工作時，一有機會就試著放鬆心情，是預防頭腦老化的祕訣。

　　基本上，性格執著的人，通常較難排除壓力，所以了解自己的性格，亦對防止腦部的老化有莫大裨益。

④ 腦部大敵──常見腦部疾病

(1) 襲擊壯年期的蜘蛛膜下出血

　　蜘蛛膜下出血會突然襲擊30到40歲左右的壯年人，它是由包覆腦部的蜘蛛膜，因為附近的動脈瘤破裂所造成的，這是因為動脈瘤部分的血管壁較薄，所以容易破裂。

　　蜘蛛膜下出血，與腦溢血、腦梗塞，同為腦中風的代表性症狀。出血時，會有激烈的疲勞和頭痛，終至陷於意識不清的狀態，同時會發高燒，背部多半後仰成弓狀。

　　腦動脈瘤多屬先天性，通常發於飲酒者身上，其原因至今不詳。

(2) 壓力大易腦神經衰弱

據研究，腦神經衰弱常發生在30到40多歲的壯年人身上，其與動脈硬化等問題相同，對此年齡層的人而言，是非常棘手的問題。而且在此過程中，對於血管、血液等亦有嚴重影響。

腦神經衰弱患者除了會顯得有氣無力、心情抑鬱外，還會有倦怠、食慾不振、失眠、頭痛等明顯症狀。

腦神經衰弱的最大原因在於壓力。承受較大壓力的人較易罹患腦神經衰弱，所以30到40歲左右中年人，最易患此病，又以具有如下的性格者，承受較大壓力：

- 做事一絲不苟，嚴謹的人。
- 中規中矩，律己甚嚴的人。
- 野心勃勃，競爭心強的人。

這類人通常伴有焦躁感，過著分秒必爭的生活，因此無法充分休養而不斷地累積疲勞。為了解悶，他們可能會去喝酒以至於熬夜，或是可能為了工作而經常加班、晚歸。所以早上總是爬不起來，疲勞長久無法消除，壓力當然不斷增加，所以說，睡眠是消除壓力的上上策。

此外，精神的疲勞加上過度勞動，會產生雙重的壓力。有了壓力之後，焦躁、不安也會增加。

如此，大腦皮質和視丘下部、交感神經、副腎隨質等，則

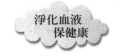
會顯得不安定，而促進腎上腺素等荷爾蒙的分泌，致使血壓上升、心跳數增加，同時也使血液中的膽固醇和中性脂肪殘留，血液容易凝固，而造成血栓，導致血液、血管的老化。

此外，腎上腺素等的分泌過剩，和冠狀動脈的痙攣有密切關係，是導致心肌梗塞的肇因之一。

像這樣重大的問題，多半發生在容易感到不安的30到40歲左右的人身上，因此到達此一年齡層的人，一定要設法調理好自己的生活態度。

(3) 棘手的巴金森氏症

巴金森氏症(Parkinson's Disease)是一種運動機能發生障礙的恐怖疾病，其症狀是肌肉僵直、身體不能如意活動。

一般認為，其原因是因為腦部分泌於血液中的荷爾蒙多巴胺分泌不足所致，因此乃利用多巴胺進行治療，但迄今仍未能做充分的改善。

根據1966年美國卡恩教授所作調查，結果顯示，吸菸者罹患巴金森氏症的機率較低。臨床上亦發現，吸菸量不多的吸菸者，或到高齡才開始吸菸的人，也較少罹患巴金森氏症。

依據這樣的統計，有學者設定論，尼古丁可能有將多巴胺送出血液的效果。同時，也有專家主張，菸裡頭所含稱為「肼」的物質，可預防易引發巴金森氏症的MPTP物質之生成。

(4) 宿醉引起的頭痛

喝適量的酒能增加血液中的「良性膽固醇」，但很遺憾，良性膽固醇僅在中大動脈發生作用，對腦血管的微血管動脈硬化，並無多大影響，且慢性酒精中毒也會加速腦部障礙、神經障礙等的進行。

那麼，在酒精給予腦部的影響中，宿醉何以會造成頭痛呢？

酒精是在肝臟解毒，分解爲乙醛後，再分解爲二氧化碳和水被排泄出去。但過多的酒精並無法完全在肝臟解毒，而是以乙醛的形象隨血液流通，因此在腦部造成中毒狀態，並且在乙醛完全被解毒之前，會有頭痛、噁心等症狀產生。

笑一笑，讓血液放輕鬆

並非如此

動物園的一頭大象死了，一個職員在旁邊痛哭。
遊客站在旁邊觀看死去的大象，
一位遊客說：「這個人對死去的大象真有感情。」
主管聽到說：「當然不是這樣，
是因為我要他負責為大象挖個墓坑。」

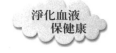
淨化血液
保健康

參考文獻

1. Anderson KM, Wilson PWF, Odell PM, et al: An updated coronary risk profile. Circulation 1991; 83: 356-362.

2. Wolf PA, D'Agostino RB, Belanger AJ, et al: Probability of stroke: A risk profile from the Framingham Study. Stroke 1991; 22: 312-318.

・文經家庭文庫・

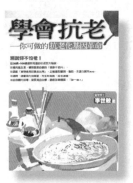

學會抗老

醫學博士 **李世敏** 著

你可做的抗老化基因革命

　　作者是美國加州執業名醫，近年從事吃的基因革命研究，斐然有成。他提出許多疾病與老化都是因為缺乏某種維生素或礦物質而造成的，在臨床上的印證更獲得良好的治療效果。

　　本書從基因革命角度切入，說明自由基是讓人體老化的元兇，抗氧化劑則是對抗老化最有效的武器。

　　抗氧化劑產生的管道有攝取「健康不老丹」、調配「食物食用的黃金比例」、補充荷爾蒙、自我體內排毒等四種方法。

　　如果你能遵照本書提供的方法，持之以恆，或許等你回過頭來才發覺，你早已經是別人眼中的「人瑞」了！

■定價160元

文經社 ｜社址：104 台北市建國北路二段66號11樓之1　電話：02-2517-6688
｜帳戶：文經出版社有限公司　帳號：05088806　傳真：02-2515-3368

國家圖書館出版品預行編目資料

淨化血液保健康／安心醫療小組 編著 . ——第一版 .
——台北市：文經社，2003〔民92〕
面； 公分 . ——（文經家庭文庫；C103）
ISBN 957-663-371-0（平裝）

1.心臟脈管系—疾病
415.3 92000834

⊙文經社

文經家庭文庫 103

淨化血液保健康

著 作 人 ─ 安心醫療小組
發 行 人 ─ 趙元美
社　　 長 ─ 吳榮斌
企劃編輯 ─ 梁志君
美術設計 ─ 張欣怡
出 版 者 ─ 文經出版社有限公司
登 記 證 ─ 新聞局局版台業字第2424號
＜總社・編輯部＞：
地　　 址 ─ 104 台北市建國北路二段66號11樓之一（文經大樓）
電　　 話 ─（02）2517-6688（代表號）
傳　　 真 ─（02）2515-3368
E－mail ─ cosmax66@m4.is.net.tw
＜業務部＞：
地　　 址 ─ 241 台北縣三重市光復路一段61巷27號11樓A（鴻運大樓）
電　　 話 ─（02）2278-3158・2278-2563
傳　　 真 ─（02）2278-3168
郵撥帳號 ─ 05088806文經出版社有限公司
印 刷 所 ─ 中茂彩色印刷事業有限公司
法律顧問 ─ 鄭玉燦律師 （02）2321-7330
發 行 日 ─ 2003 年 2 月第一版 第 1 刷

定價／新台幣 180 元　　　　Printed in Taiwan

文經社在「博客來網路書店」設有網頁。網址如下：
http://www.books.com.tw/exec/publisher/001/cosmax.htm
鍵入上述網址可直接進入文經社網頁。

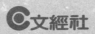
文經社

Ⓒ文經社

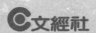

© 文經社